Ratgeber Soziale Ängste und Leistungsängste

Ratgeber Kinder- und Jugendpsychotherapie
Band 20

Ratgeber Soziale Ängste und Leistungsängste

Dr. Hendrik Büch, Prof. Dr. Manfred Döpfner,
Prof. Dr. Ulrike Petermann

Herausgeber der Reihe:

Prof. Dr. Manfred Döpfner, Prof. Dr. Dr. Martin Holtmann,
Prof. Dr. Gerd Lehmkuhl, Prof. Dr. Franz Petermann

Begründer der Reihe:

Manfred Döpfner, Gerd Lehmkuhl, Franz Petermann

Hendrik Büch
Manfred Döpfner
Ulrike Petermann

Ratgeber Soziale Ängste und Leistungsängste

Informationen für Betroffene, Eltern, Lehrer und Erzieher

hogrefe

Dr. Hendrik Büch, geb. 1975. Seit 2008 Wissenschaftlicher Mitarbeiter in der Abteilung Klinische Psychologie und Psychotherapie an der Universität Freiburg und Leitung der Psychotherapeutischen Ambulanz für Kinder, Jugendliche und Familien an der Hochschulambulanz am Institut für Psychologie. Seit 2010 Ausbildungs- und Ambulanzleiter des Freiburger Ausbildungsinsituts für Kinder- und Jugendlichenpsychotherapie (FAKiP GmbH).

Prof. Dr. Manfred Döpfner, geb. 1955. Seit 1989 Leitender Psychologe an der Klinik und Poliklinik für Psychiatrie und Psychotherapie des Kindes- und Jugendalters der Universität zu Köln und dort seit 1999 Professor für Psychotherapie in der Kinder- und Jugendpsychiatrie. Seit 1999 Leiter des Ausbildungsinstituts für Kinder- und Jugendlichenpsychotherapie AKiP an der Universität Köln. Seit 2000 Wissenschaftlicher Leiter des Instituts Köln der Christoph-Dornier-Stiftung für Klinische Psychologie.

Prof. Dr. Ulrike Petermann, geb. 1954. Seit 2007 Inhaberin des Lehrstuhls für Klinische Kinderpsychologie im Studiengang Psychologie der Universität Bremen und Direktorin der Psychologischen Kinderambulanz der Universität Bremen.

Bibliografische Information der Deutschen Nationalbibliothek

Die Deutsche Nationalbibliothek verzeichnet diese Publikation in der Deutschen Nationalbibliografie; detaillierte bibliografische Daten sind im Internet über http://dnb.dnb.de abrufbar.

Hogrefe Verlag GmbH & Co. KG
Merkelstraße 3
37085 Göttingen
Tel.: 0049 (0)551 99950-0
Fax: 0049 (0)551 99950-111
E-Mail: verlag@hogrefe.de
Internet: www.hogrefe.de

Umschlagabbildung: istockphoto.com, © FlairImages
Satz: ARThür Grafik-Design & Kunst, Weimar
Druck: Hubert & Co, Göttingen
Printed in Germany
Auf säurefreiem Papier gedruckt

1. Auflage 2015

(E-Book-ISBN_PDF 978-3-8409-2537-5; E-Book-ISBN_EPUB 978-3-8444-2537-6)
ISBN 978-3-8017-2537-2

Zielsetzung des Ratgebers

Dieser Ratgeber gibt eine knappe Übersicht über die Erscheinungsformen, die Ursachen, den Verlauf und die Behandlungsmöglichkeiten von sozialen Ängsten und von Leistungsängsten. Wir möchten damit Eltern, Erzieherinnen und Erziehern sowie Lehrkräften eine erste Orientierung geben, wenn sie mit Kindern und Jugendlichen in der Familie, im Kindergarten oder in der Schule zusammenleben, die solche Ängste haben. Für diese Lesergruppe enthält der Ratgeber Hinweise über die Ursachen von sozialen Ängsten und Leistungsängsten und darüber, wie man in der Familie, in der Schule oder im Kindergarten mit dieser Problematik besser zurechtkommen kann. Außerdem geben wir älteren Kindern und Jugendlichen Tipps, wie sie solche Ängste bewältigen können.

Dieser Ratgeber ist Bestandteil der Reihe „Leitfaden Kinder- und Jugendlichenpsychotherapie“ und soll den entsprechenden Band unserer Autorengruppe (Büch, Döpfner & Petermann, 2015) ergänzen, der sich primär an Fachleute richtet.

Vielfach werden Betroffene bei einer ausgeprägten Angstproblematik nicht ohne professionelle Hilfe auskommen. Für Psychotherapeuten (mit Schwerpunkt Verhaltenstherapie) stehen umfassende Therapiemanuale zur Verfügung, z. B. das „Training mit sozial unsicheren Kindern“ (Petermann & Petermann, 2015) oder die Bände „Soziale Ängste“ (Büch & Döpfner, 2012) und „Leistungsängste“ (Suhr-Dachs & Döpfner, 2015) aus dem Therapieprogramm zur Behandlung von Angst- und Zwangsstörungen (THAZ).

Freiburg, Köln und Bremen, im Juni 2015

Hendrik Büch, Manfred Döpfner
und *Ulrike Petermann*

Inhalt

1 Kennen Sie das?

Die neunjährige Anna ist schon immer ein schüchternes und zurückhaltendes Mädchen gewesen. Sie hat Angst, etwas Falsches zu sagen und sich zu blamieren – vor allem, wenn sie mit ihr weniger bekannten Erwachsenen, aber auch mit anderen Kindern zusammen ist. Es fällt ihr sehr schwer, im Mittelpunkt zu stehen. Daher sagt sie oftmals nichts oder vermeidet Situationen, in denen sie mit anderen sprechen muss. Obwohl die Musiklehrerin zu ihr gesagt hat, dass sie sehr gut singe und ihr vorgeschlagen hat, in den Schulchor einzutreten, traut sich Anna dies nicht zu und behauptet, sie habe keine Lust. Auf dem letzten Verwandtschaftstreffen hat sie die meiste Zeit bei den Eltern verbracht, während ihre Cousinen und Cousins zusammen gespielt haben. Wenn sie von Erwachsenen angesprochen oder etwas gefragt wird, antwortet sie gar nicht oder nur mit leiser Stimme. Am stärksten zeigen sich die Ängste bei fremden Kindern und Erwachsenen. Wenn ihre besten Freundinnen zum Spielen kommen und sie sich sicher fühlt, kann sie jedoch sehr ausgelassen sein und hat überhaupt keine Angst.

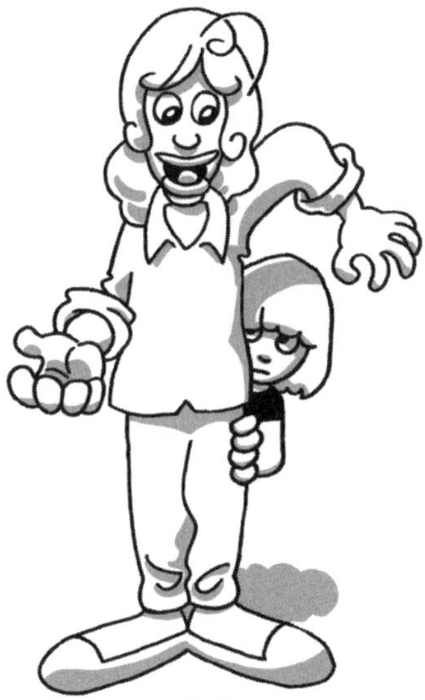

Der 15-jährige Philipp hat Angst vor Klassenarbeiten und Vokabeltests. Schon am Abend vorher bekommt er Bauchschmerzen. Am nächsten Morgen ist er ganz aufgeregt und hat während der Arbeit einen totalen Blackout. Ihm gehen dann Gedanken durch den Kopf, dass er die Arbeit bestimmt verhauen werde und später keinen guten Job bekommen werde. Auch bei mündlichen Leistungen, wie Referaten, ist er aufgeregt und bekommt schweißige Hände. Er spricht dann mit dünner Stimme und verhaspelt sich immer wieder. Im Unterricht schaut er beschäftigt in sein Heft, wenn die Lehrer Fragen stellen und hofft dann, dadurch nicht aufgerufen zu werden. Aufgrund der Ängste schiebt er Gedanken an die nächste Arbeit weit weg. Er fängt dadurch oft viel zu spät an zu lernen und vermeidet es, sich mit dem Lernstoff auseinanderzusetzen. Dadurch fühlt er sich nicht gut vorberei-

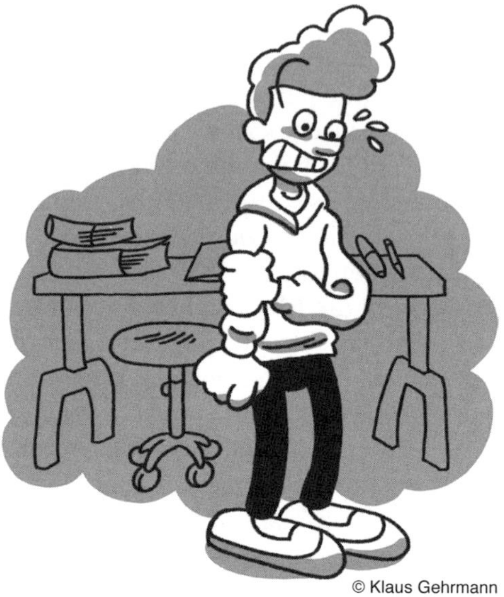

© Klaus Gehrmann

tet, was seine Angst zu versagen noch weiter steigert und ist damit in einem Teufelskreis gefangen.

Solche ängstlichen Verhaltensweisen von Kindern oder auch Jugendlichen machen uns betroffen, man möchte als Eltern, Lehrer und Erzieher, dem Kind oder Jugendlichen helfen, ihm Sicherheit und Orientierung geben. Dies führt jedoch dazu, dass Eltern ihrem Kind die angstauslösende Situation häufig abnehmen oder Lehrkräfte dem Schüler die angstauslösende Aufgabe ersparen. Dadurch lernt das Kind oder der Jugendliche nicht, seine Angst zu überwinden. Kurzfristig sinkt die Angst zwar, weil zunächst die bedrohlich erlebte Situation vermieden wird; langfristig werden die Ängste dadurch jedoch sogar aufrechterhalten und verstärkt. Wie aber kann man ängstliche Kinder oder Jugendliche unterstützen, ihre Angst zu überwinden? Wir wollen Ihnen Hilfen dazu geben, diese schwierige Aufgabe erfolgreich bewältigen zu können.

2 Woran erkenne ich Kinder und Jugendliche mit sozialen Ängsten oder Leistungsängsten?

Kinder und Jugendliche mit *sozialen Ängsten* haben eine ausgeprägte Angst in Situationen, in denen sie mit anderen Menschen zusammen sind. Sie haben Angst, etwas falsch zu machen, ausgelacht oder geärgert zu werden. Sie machen sich häufig Sorgen, dass ihr eigenes Verhalten bei den anderen nicht gut ankommt oder von den anderen negativ bewertet wird. Sie haben Angst, dass sie sich nicht angemessen oder richtig verhalten und dadurch lächerlich oder unfähig wirken. Aufgrund der Angst vermeiden sozialängstliche Kinder und Jugendliche solche sozialen Situationen. Bei jüngeren Kindern kann sich die Angst auch durch Weinen, Wutanfälle, Erstarren zeigen oder dadurch, dass sie einfach vor einer Situation zurückweichen. Zu den Situationen, in denen häufig soziale Ängste auftreten, zählen beispielsweise:

- In der Pause mit anderen Kindern spielen oder reden.
- In einen Verein eintreten oder sich anderen Gruppen anschließen.
- Im Urlaub andere Kinder kennenlernen.
- Im Unterricht in der Schule oder im Kindergarten etwas sagen.
- Im Morgenkreis etwas erzählen.
- Seine eigene Meinung äußern, auch wenn sie von den Meinungen anderer abweicht.
- Jemandem einen Gefallen ablehnen oder „Nein“ sagen.
- Mit fremden Erwachsenen sprechen, z. B. eine Verkäuferin etwas fragen oder selbstständig ein Eis kaufen.
- Jemanden anrufen oder zu Hause ans Telefon gehen.

Im alltagssprachlichen Gebrauch werden Kinder und Jugendliche mit sozialen Ängsten oft als schüchtern bezeichnet. Damit ist meist gemeint, dass die schüchterne Person in einer sozialen Situation etwas tun möchte, sich aber nicht traut, dies auch zu tun.

Leistungsangst ist eine ausgeprägte Angst vor schlechtem Abschneiden in Leistungs-, Test- und Prüfungssituationen. Daher wird dabei oftmals auch von Prüfungsängsten gesprochen. Alle Menschen haben in bestimmten Situationen gewisse Leistungsängste. Die Angst kann jedoch so stark ausgeprägt sein, dass der Betroffene entweder die Leistungssituation meidet oder die Angst die Leistungsfähigkeit deutlich einschränkt. Da es bei der Leistungsangst auch um eine Form der Bewertung durch andere geht, wird sie auch als eine besondere Form oder ein Teil der sozialen Angst gesehen. Dies gilt vor allem für mündliche Leistungssituationen, also wenn ein Schüler beispielsweise mündlich etwas vor der Klasse vortragen soll. Bei schriftlichen Leistungssituationen steht die Angst vor der negativen sozialen Bewertung durch andere jedoch oft nicht im Vordergrund, sondern eher die Angst, eine schlechte Note zu schreiben. Leistungsängstliche Kinder und Jugendliche sind häufig sehr perfektionistisch und ehrgeizig.

Soziale Ängste und Leistungsängste kommen häufig gemeinsam vor. Sie zeigen sich auf drei Ebenen:

1. *Die körperliche Ebene:* Typische körperliche Reaktionen in einer Angstsituation sind starkes Herzklopfen, Erröten, schweißige Hände oder Schwitzen. Es kann einem aber auch kalt den Rücken runterlaufen oder man zittert am ganzen Körper, bekommt weiche Knie und fühlt sich ganz schwach. Viele Kinder und Jugendliche berichten auch über Bauch- oder Kopfschmerzen und Übelkeit.
2. *Die gedankliche Ebene:* Sozial- und leistungsängstliche Kinder und Jugendliche erleben in sozialen oder Leistungssituationen eine Flut von negativen Gedanken. Typische Gedanken in sozialen Situationen sind z. B. „Ich schaff' das nicht." „Die anderen ärgern mich bestimmt oder lachen mich aus." „Mir ist das peinlich." oder „Ich sage bestimmt etwas Falsches." Sie beobachten sich in den ängstigenden Situationen genauer und lenken ihre Aufmerksamkeit auf eigene Schwächen oder erinnern sich an frühere Situationen, in denen sie versagt haben. Manche Kinder haben aber in angstauslösenden Situationen auch eine totale Leere im Kopf und können gar nicht mehr klar denken.
3. *Die Verhaltensebene:* Sozial- und leistungsängstliche Kinder und Jugendliche können sich in ängstigenden Situationen sehr unterschiedlich verhalten. Viele Kinder sprechen dann sehr leise oder wenig. Oft entwickeln sie Vermeidungs- oder Fluchttendenzen. So melden sich leistungsängstliche Kinder im Unterricht lieber nicht, auch wenn sie eine Antwort wissen. Oder sozialängstliche Kinder wollen nicht zu einer Geburtstagsparty gehen, auf der sie die anderen Kinder nicht kennen. Jüngere Kinder klammern sich manchmal auch an die Eltern oder sie fangen an zu weinen oder werden wütend.

3 Wann kann man von einer sozialen Angststörung sprechen?

Angst an sich ist nicht immer etwas Schlechtes, im Gegenteil, sie schützt uns vor Gefahren. Jeder Mensch und jedes Tier hat Angst. Durch die Angst wird der Körper aktiviert und darauf vorbereitet, zu fliehen. Hätte man keine Angst, würde man Gefahrensituationen viel zu spät erkennen und hätte nicht genug Energiereserven, um schnell der Gefahr zu entkommen. Fast alle Menschen können über soziale Situationen berichten, in denen sie schon einmal Angst hatten oder sich sozial unsicher fühlten. Zum Beispiel, wenn man mit anderen Leuten zusammentrifft, die man noch nicht kennt, oder in Situationen, in denen man andere um einen Gefallen bitten oder eine Bitte ablehnen musste. Auch die meisten Kinder und Jugendlichen haben solche sozialen Ängste oder Leistungsängste. Zum Beispiel, wenn sie vor der Klasse etwas vorlesen oder ein Referat halten sollen oder wenn sie mit dem Lehrer oder der Direktorin sprechen müssen. Soziale Ängste im Kindesalter sind somit Teil einer normalen Entwicklung.

Erst wenn diese Ängste einen gewissen altersunüblichen Schweregrad erreicht haben, kann von einer Angst im Sinne einer psychischen Störung ausgegangen werden. So spricht man von einer sozialen Angststörung oder einer sozialen Phobie, wenn das Ausmaß der sozialen oder der Leistungsangst sehr viel stärker als bei anderen Gleichaltrigen auftritt und länger als sechs Monate anhält. Auch muss vom Kind beziehungsweise den Eltern ein Leidensdruck empfunden werden. Dies ist vor allem dann häufig der Fall, wenn das Kind oder der Jugendliche viele Situationen vermeidet und somit im Umgang mit anderen Menschen nicht das tun kann, was es oder er eigentlich gerne möchte. Es gibt jedoch einen fließenden Übergang von alterstypischen sozialen und Leistungsängsten hin zu einer sozialen Angststörung und in der Regel ist es sinnvoll, dass man auch schon Kindern und Jugendlichen hilft, die unter erhöhten sozialen oder Leistungsängsten leiden und noch keine Angststörung entwickelten haben, ihre Ängste zu bewältigen.

Die im Anhang (vgl. Seite 51) zu diesem Ratgeber abgedruckte Checkliste soll dabei helfen, das Ausmaß an sozialer Angst einschätzen zu können. Wenn Sie sich mit der Checkliste eine erste Orientierung verschaffen möchten, sollten Sie aus Ihren Beobachtungen noch keine Diagnose ableiten, sondern dies der eingehenden Untersuchung durch einen spezialisierten Psychotherapeuten, Klinischen Kinderpsychologen oder Arzt überlassen. Da die Ängste sich meist in mehreren Lebensbereichen äußern, müssen Spezialisten in der Regel auch Lehrer oder Erzieher befragen, um eine entsprechende Diagnose abzusichern.

4 Welche weiteren Ängste treten häufig noch auf?

Angststörungen gehören zu den häufigsten psychischen Störungen des Kindes- und Jugendalters. Die verschiedenen Ängste treten häufig auch gemeinsam auf. So haben einige Kinder und Jugendliche mit sozialen Angststörungen auch Angst, dass ihnen oder einem Elternteil etwas passieren könnte und sie von einem Elternteil getrennt werden könnten. Diese Angst wird von Experten *Trennungsangst* genannt. Sie tritt vor allem in Trennungssituationen auf, beispielsweise, wenn das Kind morgens zur Schule gehen soll oder sich die Mutter im Kindergarten verabschieden möchte. Aber auch abends beim Zubettgehen können Trennungsängste auftreten. Oftmals reagieren die Kinder und Jugendlichen mit körperlichen Symptomen, wie Bauchschmerzen, Übelkeit oder Erbrechen. Die Angst kann solche Ausmaße annehmen, dass ein Besuch des Kindergartens oder der Schule nicht mehr möglich ist oder das Kind nicht mehr ohne ein Elternteil alleine schlafen kann.

Auch *umschriebene Ängste oder Phobien* treten häufig gemeinsam mit einer sozialen Angststörung auf. Darunter fallen alle Ängste vor bestimmten Situationen oder Objekten, wie z. B. Tiere, Dunkelheit, Gewitter oder Angst vor dem Arztbesuch oder ärztlichen Maßnahmen (z. B. Punktionen, Spritzen).

Wenn die Ängste nicht nur in sozialen Situationen sondern in vielen verschiedenen Alltagssituationen auftreten, kann eine sogenannte *generalisierte Angststörung* vorliegen. Eine Besonderheit ist dabei, dass sich Kinder und Jugendliche mit einer generalisierten Angststörung viele Sorgen um verschiedene alltägliche Dinge machen. Diese Sorgen sind meist übertrieben oder unbegründet. Die Sorgen sind von den Betroffenen oft nicht kontrollierbar. Das heißt, sie können diese Gedanken nicht einfach abstellen, sondern müssen immer wieder und wieder darüber nachdenken. Oft grübeln sie beispielsweise beim Einschlafen abends im Bett darüber nach, was alles Schlimmes passieren kann und haben Angst, dass etwas schiefgeht.

5 Welche weiteren Probleme können noch auftreten?

Soziale Ängste und Leistungsängste treten selten alleine auf; folgende Probleme kann man besonders häufig als *zusätzliche Beeinträchtigung* beobachten:

- *Schulprobleme.* Kinder und Jugendliche mit sozialen Ängsten oder Leistungsängsten haben häufig in der Schule Probleme mit den Schulleistungen oder den Gleichaltrigen. Aufgrund ihrer Ängste haben sie häufig nur wenige Kontakte in der Klasse. Die Angst hemmt sie, auf andere zuzugehen, wodurch sie häufig nur wenige Freunde haben, an denen sie sich dann manchmal sehr eng orientieren. Es gibt jedoch auch Kinder und Jugendliche, bei denen sich die Ängste nur auf fremde Personen beschränken und die in der Klasse völlig unauffällig sind. Viele Kinder mit einer sozialen Angst oder Leistungsangst trauen sich nicht, sich zu melden und vor der Klasse etwas zu erzählen. Sie haben daher oftmals schlechtere mündliche Leistungen als ihre Fähigkeiten erwarten würden. In einigen wenigen Fällen kann die Angst so stark werden, dass ein Schulbesuch gar nicht mehr möglich ist oder die Schule an Tagen vermieden wird, an denen ein Referat oder eine Arbeit ansteht.

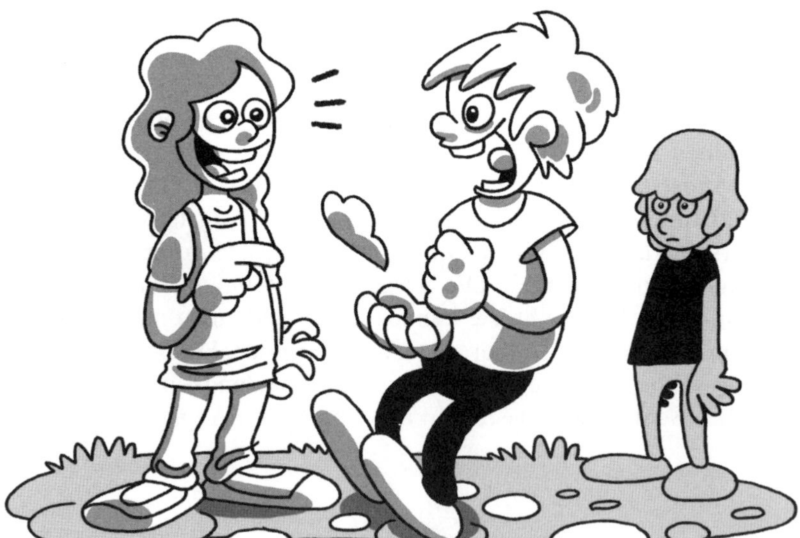

- *Ablehnung durch Gleichaltrige.* Die meisten Kinder und Jugendlichen mit sozialen Ängsten oder Leistungsängsten berichten, dass sie Freunde haben und sozial gut integriert sind. Aufgrund ihrer Ängste und ihres schüchternen Verhaltens werden sie jedoch häufiger als andere Kinder geärgert, ausgegrenzt oder sogar gemobbt und schikaniert. Das schüchterne Verhalten wirkt auf andere nicht offen, weshalb sie weniger häufig angesprochen oder mit einbezogen werden. Jugendliche mit sozialen Ängsten haben zudem häufig Schwierigkeiten, Kontakt zum anderen Geschlecht aufzunehmen.
- *Selbstwertprobleme und Depressivität.* Viele Kinder und Jugendliche mit sozialen Ängsten oder Leistungsängsten leiden an einem mangelnden Selbstvertrauen und Selbstwertgefühl und können vor allem im Jugendalter eine ausgeprägte Depressivität entwickeln. Sie ziehen sich dann immer mehr zurück, haben keinen Spaß an vielen Dingen und sehen die Zukunft eher düster. Diese Entwicklung kann die Folge der schulischen und sozialen Misserfolge und Zurückweisungen sein. Die Kinder und Jugendlichen beziehen die Misserfolge oft auf sich und denken, dass sie nicht beliebt sind oder es nicht wert sind, von anderen angesprochen zu werden – massive Selbstzweifel sind die Folge.
- *Eltern-Kind-Beziehung.* Viele Kinder und Jugendliche mit sozialen Ängsten oder Leistungsängsten haben eine gute Beziehung zu ihren Eltern und verhalten sich zu Hause unauffällig. Mitunter ist die Beziehung zu den Eltern jedoch auch zu eng und Eltern können dazu neigen, ihre Kinder zu sehr zu behüten. Andere Kinder mit sozialen Ängsten oder Leistungsängsten lassen ihre Enttäuschung zu Hause an den Eltern oder Geschwistern aus. Sie sind dann häufig gereizt oder probieren Verhaltensweisen aus, die sie sich im Umgang mit Gleichaltrigen oder fremden Personen nicht trauen. Kinder und Jugendliche mit Leistungsängsten sind oftmals sehr ehrgeizig und perfektionistisch. Sie wollen alles richtig machen und können es schlecht aushalten, kritisiert zu werden. Dies kann in der Familie zu Streitigkeiten führen. Manche Kinder und Jugendliche schieben aufgrund der Ängste das Lernen für Arbeiten vor sich her, was auch wiederum zu Auseinandersetzungen in der Familie führen kann.

6 Wie verläuft die weitere Entwicklung?

Ängstliche Kinder zeigen häufig bereits in den ersten Lebensjahren ein auffälliges Temperament; das heißt, sie reagieren in neuen Situationen zurückhaltend, sind neuen Dingen weniger aufgeschlossen und trauen sich weniger zu als andere Kinder. Eine soziale Angststörung oder eine Leistungsangst kann sich aber auch erst später im Schulalter erstmalig zeigen. Bei manchen Kindern treten diese Ängste erst im Jugendalter auf, wenn die Anforderungen an soziale Situationen und die Leistungsanforderungen deutlich steigen. Bei sozialängstlichen Kindern kommen im Jugendalter häufig besondere Schwierigkeiten hinzu, wenn die Ängste nicht überwunden werden können. Folgende Entwicklungsschritte lassen sich unterscheiden:

- Im *Kindergartenalter* fallen sozial- und leistungsängstliche Kinder durch schüchternes Verhalten auf; sie haben Angst, im Morgenkreis etwas zu erzählen und sagen lieber nichts, weil sie fürchten ausgelacht zu werden oder etwas nicht richtig zu machen. Auch spielen sie lieber mit einzelnen Kindern und vermeiden es, sich Gruppen anzuschließen. Oftmals stehen sie lieber daneben und schauen interessiert zu, wie andere etwas machen, anstatt es selbst mal auszuprobieren. Sozialängstliche Kinder haben oftmals Angst, ihre eigene Meinung zu sagen oder einen Vorschlag abzulehnen. In neuen Situationen sind sozialängstliche Kinder oftmals gehemmt und zurückhaltend. Sie schauen sich das Geschehen erst eine Zeitlang an, bevor sie sich trauen, selbst aktiv zu werden.
- In der *Schulzeit* haben Situationen, in denen die Kinder bewertet werden, einen größeren Stellenwert als im Kindergartenalter. Leistungssituationen spielen eine größere Rolle, weshalb sich bei vielen Kindern im Grundschulalter Leistungsängste ausformen. Auch soziale Ängste verstärken sich oft in der Grundschulzeit oder entstehen hier erstmalig. Eine Rolle spielt dabei die geistige Entwicklung: Mit zunehmendem Alter können sich Kinder mehr in andere Personen hineinversetzen und machen sich mehr Gedanken darüber, was andere über sie denken. Dadurch steigt auch die Angst, etwas Peinliches zu machen oder sich zu blamieren. Auch wird von Kindern im Grundschulalter eine größere Selbstständigkeit eingefordert und die Anforderungen an die soziale Kontaktfähigkeit steigen. Während viele soziale Kontakte im Kindergarten noch über die Eltern zustande kommen, verabreden sich Grundschüler selbstständig in der Schule oder rufen nachmittags einander an.

- Im *Jugendalter* verändert sich die Angstproblematik oftmals. Wenn die Jugendlichen keine gute Möglichkeit finden, die Ängste zu überwinden, entsteht oftmals ein schlechtes Selbstbild. Die Jugendlichen haben das Gefühl, selbst weniger wert zu sein oder es nicht so gut hinzubekommen wie andere. Daher können sich im Jugendalter neben der sozialen Angst oder der Leistungsangst auch depressive Symptome oder sogar eine ausgewachsene depressive Störung entwickeln. Im Jugendalter spielen Gleichaltrige eine sehr große Rolle und die sozialen Anforderungen an Jugendliche steigen erheblich. Deshalb können sich in dieser Altersgruppe auch soziale und Leistungsängste bei Kindern entwickeln, die bisher weitgehend unauffällig oder ein wenig stiller und zurückgezogener als andere waren. Jugendliche sind mehr in Gleichaltrigengruppen unterwegs. Kindern mit sozialen Ängsten gelingt diese Entwicklungsaufgabe oftmals nicht so gut. Sie haben Angst, sich in Gruppen mit Gleichaltrigen zu bewegen. Viele Jugendliche mit einer sozialen Angststörung haben auch Angst, Kontakt zum Jugendlichen vom anderen Geschlecht aufzunehmen und sich zu verabreden. Diese Misserfolgserfahrungen können sehr frustrierend sein. Auch machen sich Jugendliche mehr und mehr Gedanken, um ihre Zukunft und die Leistungsanforderungen an Jugendliche steigen deutlich an. Daher können im Jugendalter Leistungsängste zunehmen oder sich auch erstmals entwickeln.

7 Was sind die Ursachen?

Für die Entstehung sozialer Ängste im Kindes- und Jugendalter können biologische Faktoren, Merkmale der Kinder, Merkmale der Eltern sowie umweltbezogene Faktoren verantwortlich sein. Oftmals ist es nicht eine einzige Ursache, die zu einer Angststörung bei einem Kind oder Jugendlichen führt, sondern es kommen verschiedene Faktoren zusammen. Im Folgenden sind die Faktoren aufgeführt, die nach wissenschaftlichen Studien soziale Ängste verursachen bzw. an der Aufrechterhaltung von sozialen Ängsten beteiligt sind.

Biologische Faktoren. Dazu zählen zum einen eine genetische Veranlagung sowie eine angeborene Eigenschaft, in neuen Situationen ängstlich und erregt zu reagieren. Hinweise auf eine genetische Veranlagung ergeben sich aus Zwillingsstudien und aus der Beobachtung, dass Angststörungen in der Familie gehäuft auftreten können. Dabei geht man weniger von der Vererbung einer ganz bestimmten Angststörung aus, sondern vielmehr von einer allgemeinen genetischen Veranlagung, die das Risiko erhöht, irgendeine Angststörung zu entwickeln. Manche Kinder sind von Geburt an ängstlicher oder leichter erregbar. Diese höhere Empfindsamkeit zeigt sich im Kleinkindalter vor allem in neuen unbekannten Situationen. Die Kinder zeigen dann ein ausgeprägtes Rückzugsverhalten. Die Gehemmtheit der Kinder kann sich in Form von Weinen, Klammern an Bezugspersonen oder dem Vermeiden der Kontaktaufnahme zu unbekannten Personen zeigen. Solche Kinder haben ein erhöhtes Risiko, später eine Angststörung zu entwickeln.

Psychologische Merkmale der Kinder. Sozialängstliche oder leistungsängstliche Kinder und Jugendliche haben oftmals eine erhöhte Selbstaufmerksamkeit. Sie beobachten sich selbst in einer sozialen Situation besonders genau, achten besonders auf eigene körperliche Reaktionen, anstatt sich auf ihr Gegenüber zu konzentrieren. Zudem erwarten viele sozial- und leistungsängstliche Kinder und Jugendliche, dass sie eine (soziale) Aufgabe nicht gut bewältigen können. Nach einer Aufgabe oder einem sozialen Ereignis, denken viele Kinder und Jugendliche mit einer sozialen Angststörung darüber nach, ob sie sich richtig verhalten haben und was die anderen über sie denken könnten.

Merkmale der Eltern. Wenn die Eltern selbst unter einer psychischen Störung leiden, besitzen auch die Kinder ein erhöhtes Risiko, eine psychische

Störung zu entwickeln. Viele Eltern von sozialängstlichen Kindern haben selbst als Kind soziale Ängste gehabt oder leiden auch als Erwachsene noch unter ihren sozialen oder Leistungsängsten. Das ängstliche Verhalten der Eltern kann an die Kinder weitergegeben werden. Neben den angesprochenen genetischen Faktoren spielen dabei auch psychologische Mechanismen eine wichtige Rolle. Einerseits schauen sich ängstliche Kinder mögliche ängstliche Verhaltensweisen von ihren Eltern ab (Modelllernen); andererseits können Eltern mit ihrem Erziehungsstil die Ängste der Kinder verstärken, z. B. indem sie Kindern nicht helfen, eine Situation selbstständig zu bewältigen oder indem sie ihr Kind sogar dafür loben, wenn es sich übermäßig vorsichtig und unselbstständig verhält.

Umweltbezogene Faktoren. Damit sind kritische Lebensereignisse gemeint, die soziale Ängste auslösen und verstärken können. Viele sozialängstliche Kinder machen negative Erfahrungen in sozialen Situationen. Sie erleben eine Zurückweisung durch Gleichaltrige, werden geärgert oder können sich nicht durchsetzen. Solche Erfahrungen können dazu führen, dass die sozialen Situationen vermieden werden, was die Angst langfristig erhöht.

8 Wie werden soziale Ängste oder Leistungsängste aufrechterhalten?

Viele Kinder und Jugendliche geraten durch ihre Gedanken, ihr Verhalten und ihr Erleben in sozialen und in Leistungssituationen in einen Teufelskreis der Angst (vgl. Abbildung 1): Viele Kinder und Jugendliche mit sozialen Ängsten verhalten sich ungeschickt in sozialen Situationen. Durch solche mangelnden sozialen Fertigkeiten machen sozialängstliche Kinder die Erfahrung, bei anderen nicht so gut anzukommen oder abgelehnt zu werden. Sie bekommen wenig positive Rückmeldung in sozialen Situationen. Dies führt zu negativen Gedanken wie „Das schaff ich nicht!“ oder „Bestimmt werde ich geärgert.“ Diese negativen Gedanken wiederum lösen Angst aus. Um die Angst nicht aufkommen zu lassen, vermeiden die Kinder in Zukunft neue soziale Situationen. Dadurch haben sie jedoch nur eingeschränkt die Möglichkeiten, neue soziale Fertigkeiten zu entwickeln. So werden die negativen Gedanken verstärkt usw. Durch den Teufelskreis wächst die Angst immer weiter an.

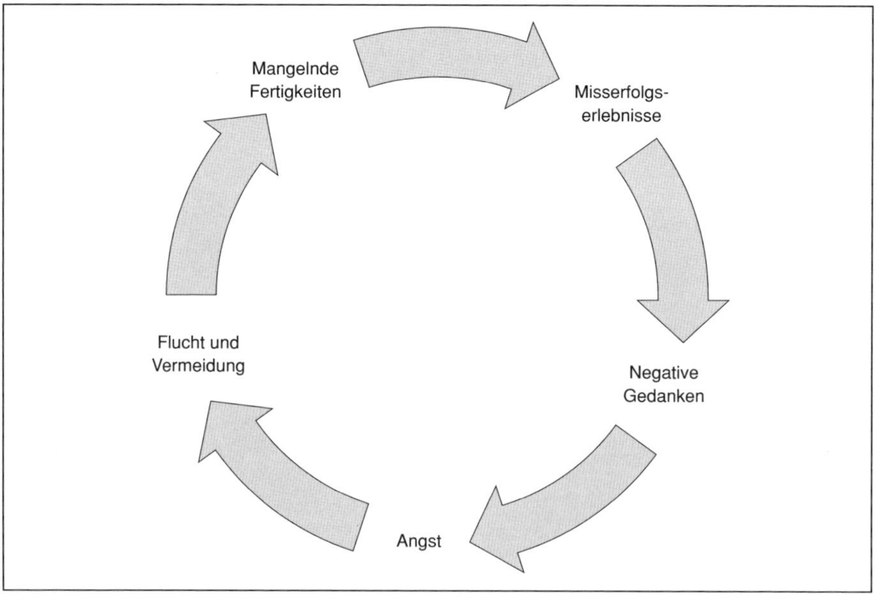

Abbildung 1:
Teufelskreis der sozialen Angst (aus Büch & Döpfner, 2012)

9 Gibt es bei Jugendlichen spezielle Probleme?

Im Jugendalter steigen die Anforderungen an die sozialen Fähigkeiten noch einmal erheblich an. Jugendliche lösen sich zunehmend von ihren Eltern und der Kontakt zu Gleichaltrigen wird immer wichtiger. Wie man sich den anderen gegenüber verhält, welche sozialen Fähigkeiten man hat, welchen Stil man entwickelt wird zentral dafür, wie der Jugendliche von anderen akzeptiert und wertgeschätzt wird. Die Aufnahme von Kontakten zu Jugendlichen des anderen Geschlechts wird immer wichtiger und die ersten Liebesbeziehungen entwickeln sich. Aber auch die Anforderungen an die geistige Leistungsfähigkeit und die schulischen Anforderungen steigen noch einmal deutlich. Jugendliche sind immer häufiger Prüfungssituationen ausgesetzt.

Sozial- und leistungsängstliche Jugendliche haben oftmals große Schwierigkeiten, diese Entwicklungsschritte zu vollziehen. Sie nehmen die steigenden Anforderungen an sie wahr, reagieren ängstlich darauf, vermeiden diese Situationen und klammern sich dann oft noch sehr an die Eltern und die Familie. Die Jugendlichen fühlen sich in dieser engen Beziehung zu den Eltern jedoch nicht wohl, weil sie auch den Wunsch nach mehr Autonomie und Selbstständigkeit in sich spüren. Dieser innere Konflikt kann sich in Streitigkeiten in der Familie entladen und Jugendliche können zunehmend frustriert darüber sein, dass sie diese notwendigen Schritte in die Selbstständigkeit nicht selbst hinbekommen. Die Folge können depressive Stimmungen, Gereiztheit und ein negatives Selbstbild sein. Einige Jugendliche lassen diesen Frust auch zu Hause bei den Eltern heraus, indem sie gereizt oder genervt reagieren, sich in ihr Zimmer zurückziehen oder schnell wütend werden.

10 In welchen Teufelskreis geraten Eltern und andere Bezugspersonen häufig?

Vielen Eltern von Kindern mit Sozial- oder Leistungsängsten fällt es schwer, mitzuerleben, wie ihr Kind in sozialen Situationen ängstlich reagiert und die Situation nicht bewältigt. Sie wollen ihrem Kind die Angst ersparen und ihm helfen. So passiert es oft, dass Eltern dem Kind die Situation abnehmen, indem sie beispielsweise selbst zum Telefonhörer greifen, um Kontakte mit anderen Kindern herzustellen oder in einem Geschäft für das Kind etwas zu erfragen. Durch diese Art der Unterstützung gerät das Kind oder der Jugendliche jedoch immer mehr in einen Teufelskreis der Angst: Indem die Eltern oder andere Bezugspersonen dem Kind genau das abnehmen, wovor es Angst hat, vermeidet es die angstauslösende Situation (z. B. jemanden selbst anrufen). Es lernt, dass solche Situationen gefährlich sein könnten und dass es besser ist, wenn die Eltern dabei helfen. Durch die Vermeidung wird die Angst immer stärker. In der nächsten schwierigen Situation denkt das Kind dann vielleicht: „Das hab ich schon das letzte Mal nicht geschafft, dann schaff' ich es jetzt erst recht nicht." Das Kind macht nicht die Erfahrung, dass es eine schwierige Situation eigenständig oder mit einer gewissen Unterstützung bewältigen kann.

11 Was kann man tun?

Wenn die sozialen Ängste oder Leistungsängste immer stärker werden und störend oder quälend sind, stellt sich die Frage, wie das Kind oder der Jugendliche aus dem Teufelskreis der Angst herauskommen kann.

Wir wollen älteren Kindern und Jugendlichen einige wichtige Tipps geben, die helfen können, Ängste zu überwinden. Eltern und Bezugspersonen sollen Hilfen bekommen, wie sie mit den Ängsten des Kindes umgehen können und darauf reagieren können.

Zudem wird beschrieben, wie eine Psychotherapie dem Kind oder dem Jugendlichen helfen kann und welche psychotherapeutischen Methoden sich als wirksam erwiesen haben:

- Was können Kinder und Jugendliche tun?
- Was können Eltern tun?
- Was können Lehrkräfte und Erzieher tun?
- Wie kann eine Psychotherapie helfen?
- Welche anderen Hilfen gibt es?

11.1 Was können Kinder und Jugendliche tun?

Dieses Kapitel wendet sich an Kinder und Jugendliche ab dem Alter von zehn Jahren. Wenn du Angst davor hast, mit anderen Gleichaltrigen oder mit fremden Erwachsenen Kontakt aufzunehmen oder wenn du starke Angst vor Klassenarbeiten, Tests oder anderen Prüfungssituationen (z. B. wenn du in der Klasse etwas sagen musst) hast, dann leidest du vielleicht unter sozialen Ängsten bzw. Leistungsängsten.

Kinder und Jugendliche mit sozialen Ängsten oder mit Leistungsängsten befürchten, dass etwas Peinliches passieren könnte, dass sie ausgelacht werden könnten, dass andere schlecht über sie denken oder dass sie eine schlechte Note bekommen. Aufgrund dieser Ängste vermeiden sie, wann immer es möglich ist, Situationen, in denen sie mit anderen in Kontakt kommen oder in denen sie eine Leistung erbringen müssen. Beispielsweise könnten dies folgende Situationen sein:

- Vor der Klasse etwas sagen.
- In der Pause mit den anderen mitspielen.
- In einem Geschäft etwas erfragen.

- Jemanden anrufen.
- Ein Referat halten.
- Im Unterricht eine richtige Antwort geben.
- Einen Test schreiben.

Soziale Ängste und Leistungsängste haben vieles gemeinsam. Sowohl in einer sozialen Situation als auch in einer Leistungssituation wird man von anderen Menschen bewertet. Andere urteilen über einen und Kinder und Jugendliche mit sozialer Angst oder Leistungsangst haben Angst, dass sie schlecht bewertet werden oder andere schlecht über sie denken.

Die Angst in einer solchen Situation äußert sich auf verschiedenen Ebenen. Auf der *gedanklichen Ebene* zeigt sie sich in Form von Angstgedanken. Oft wird der Misserfolg vorhergesehen *(„Das schaffe ich sowieso nicht!")* oder du malst dir aus, was alles Peinliches passieren könnte *(„Ich werde bestimmt ausgelacht!")* und was die anderen dann über dich denken *(„Die halten mich bestimmt für doof!")*. Oftmals sind solche Angstgedanken unrealistisch, aber sie sind in deinem Kopf und lösen Angst bei dir aus. Diese Angst spürst du dann vielleicht auch auf der *körperlichen Ebene*. Du merkst vielleicht, dass du Herzklopfen bekommst oder schweißige Hände. Weil du eine solch starke Angst hast, vermeidest du oft Situationen, die peinlich sein könnten oder dir Angst machen. Das ist die *Verhaltensebene*.

Die Gedanken, die Angst und das Vermeidungsverhalten führen oft zu einem Teufelskreis: Durch die Gedanken wird die Angst im Körper ausgelöst, woraufhin du die Situationen vermeidest. Dadurch kannst du die Angstgedanken aber nicht überprüfen. Sie breiten sich immer mehr in deinem Kopf aus und werden immer stärker. Somit hast du beim nächsten Mal, wenn du in eine solche Situation kommst, noch mehr Angst.

Wenn du die Angst überwinden möchtest, musst du diesen Teufelskreis durchbrechen! Um das zu erreichen, solltest du folgende Regeln beachten:

1 **Überprüfe deine Angstgedanken und verändere sie.** Überprüfe, ob deine Gedanken realistisch sind. Lass uns zunächst ein kleines Experiment machen: In der Abbildung 2 siehst du zwei Mädchen, die in eine Höhle schauen. Die eine stellt sich vor, dass gleich eklige Spinnen aus der Höhle kommen – Was meinst du was für ein Gefühl hat sie dabei? Wahrscheinlich fühlt sie sich sehr ängstlich. Die andere stellt sich vor, dass ein niedliches Eichhörnchen in der Höhle sitzt. Was wird sie für ein Gefühl haben? Fühlt sie sich auch

ängstlich? Nein, wahrscheinlich wird sie eher ein Gefühl von Freude empfinden.

An diesem Beispiel kannst du erkennen, dass unsere Gedanken unsere Gefühle beeinflussen und es nicht die Situation selbst ist, die Angst auslöst. Es ist also nicht die Höhle, die Angst macht und

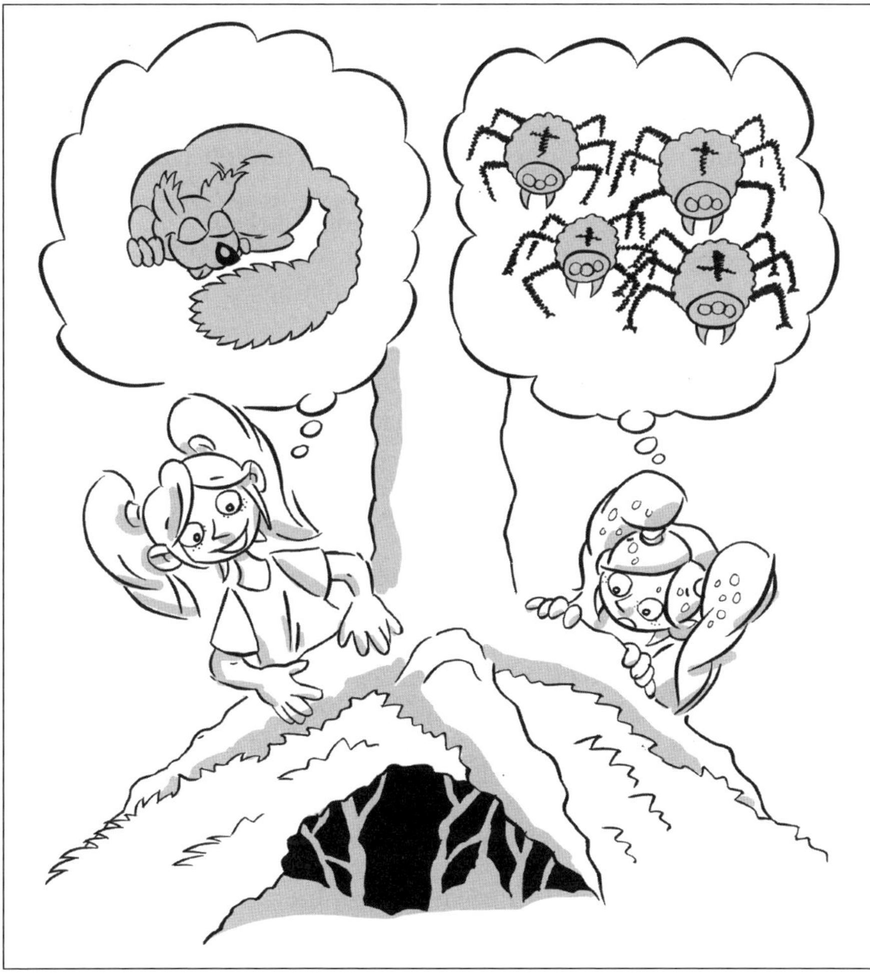

Abbildung 2:
Nicht die Situation löst die Angst aus, sondern die Gedanken in deinem Kopf.
(aus Büch & Döpfner, 2012)

gefährlich ist, sondern der Gedanke ist es, beispielsweise, dass dort eklige Spinnen drin sind.

Du kannst deine Angstgedanken, in den Situationen, in denen du Angst hast, erkennen und überprüfen. Dabei wirst du vielleicht merken, dass viele Gedanken in deinem Kopf herumschwirren, die aber nicht unbedingt richtig sein müssen. Nehmen wir als Beispiel den Gedanken „Die anderen lachen mich bestimmt aus!". Solch ein Gedanke könnte dir durch deinen Kopf gehen, wenn du dich in der Schule im Unterricht melden möchtest oder in der Pause mit den anderen zusammen etwas machen möchtest. Du kannst den Gedanken überprüfen, indem du dir beispielsweise folgende Fragen stellst:

- Warum sollten die anderen über dich lachen?
- Ist das schon einmal passiert, dass alle gelacht haben?
- Ist es realistisch, dass wirklich die ganze Klasse über dich lacht?
- Selbst wenn einzelne Schüler lachen sollten, wäre das wirklich so schlimm?
- Lachen die nur bei dir oder machen die sich generell gerne über andere lustig?
- Kann es sein, dass sie selbst unsicher sind und ihre Angst überspielen?

Durch solche Fragen wirst du vielleicht merken, dass der Gedanke „Alle anderen lachen bestimmt!" unrealistisch und falsch ist. Er hilft dir auch nicht, die Angst zu überwinden und mutiger zu sein. Versuche also diesen Gedanken aus deinem Kopf zu streichen und ihn zu ersetzen durch einen *Mutgedanken,* der dir hilft, die Situation zu bewältigen. Was könnte das für ein Gedanke sein? Vielleicht: „Bisher hat noch keiner gelacht, ich versuche es mal!" oder: „Selbst, wenn da einer lacht, ist das nicht schlimm, der weiß es doch auch nicht besser und spielt sich nur auf!".

Auch Gedanken, die Leistungsangst machen, kannst du überprüfen und in Mutgedanken umwandeln. Anstatt zu denken „Das schaffe ich nicht, ich werde garantiert versagen und wieder eine schlechte Note schreiben!" kannst du lieber denken: „Ich habe gut gelernt. Ich bearbeite nun Schritt für Schritt die Aufgaben und lasse mich nicht durch störende Gedanken ablenken."

Im Kasten findest du Leitfragen, die dir dabei helfen können, Angstgedanken in Mutgedanken umzuwandeln.

Merke: Leitfragen zur Umwandlung von Angstgedanken in Mutgedanken (gekürzt und modifiziert nach Büch und Döpfner, 2012 sowie Suhr-Dachs & Döpfner, 2015)

- Was könnte im schlimmsten Fall passieren?
- Wäre das wirklich eine absolute Katastrophe?
- Gibt es etwas, was noch viel Schlimmer wäre?
- Woher weißt du, dass ... (z. B. alle anfangen zu lachen oder du eine Fünf schreibst)?
- Bist du dir sicher, dass ... (z. B. alle anfangen zu lachen oder du eine Fünf schreibst), gibt es Beweise dafür oder Gegenbeweise?
- Wie wahrscheinlich ist es, dass ... (z. B. alle anfangen zu lachen oder du eine Fünf schreibst)? Ist das schon einmal passiert? Wie oft ist das schon passiert? Wie oft ist es nicht passiert?
- Was kannst du machen, wenn es wirklich passieren würde?
- Helfen dir die Gedanken, weniger Angst zu haben? Welche Gedanken wären hilfreicher? Was würden andere in einer solchen Situation denken?

2 **Übe schwierige Situationen im Rollenspiel oder vor einem Spiegel.** Viele Kinder und Jugendliche mit sozialen Ängsten oder Leistungsängsten wissen nicht, wie sie sich in den angstauslösenden Situationen richtig verhalten können. Sie sagen dann lieber nichts, antworten nur mit leiser Stimme oder schauen auf den Boden. Das wirkt auf andere oft ablehnend und sieht manchmal ein wenig komisch aus. In Konfliktsituationen, also Situationen, in denen man z. B. seine eigene Meinung oder „Nein“ sagen möchte, sind ängstliche

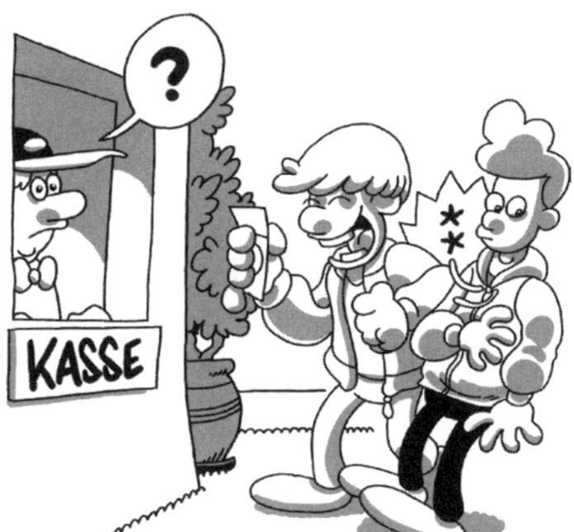

© Klaus Gehrmann

Kinder und Jugendliche oft nicht in der Lage, sich durchzusetzen.

Es gibt ein paar allgemeine Regeln, die dir dabei helfen können, sich in sozialen Situationen sozial kompetent zu verhalten. Die wichtigsten Regeln sind im Kasten zusammengefasst.

Merke: Regeln für positives Sozialverhalten (gekürzt nach Petermann und Petermann, 2015)

- Wenn ich mit anderen zusammen bin, beteilige ich mich am Gespräch.
- Wenn ich spreche, dann rede ich laut und deutlich.
- Wenn ich mit anderen zusammen bin, dann schaue ich diese an.
- Rede ich mit jemandem, schaue ich ihn an.
- Ich halte meine Hände ruhig.
- Wenn mir etwas gut bei einem anderen gefällt, z. B. ein Kleidungsstück oder faires Verhalten, dann sage ich ihm das.
- Ich bewege mich ganz locker.
- Wenn ich jemanden mag oder nett finde, lächele ich ihn an.

Du kannst dich auf soziale Situationen vorbereiten, indem du dir vorher überlegst, wie du dich verhalten kannst und was du sagen kannst. Wenn du beispielsweise auf einer Party oder auf einer Geburtstagsfeier eingeladen bist, auf der du nicht so viele kennst, könntest du dir vorher überlegen, was du fragen könntest und wie du mit den anderen in Kontakt kommen kannst. Wenn du nicht genau weist, was du sagen könntest, frag doch einfach eine Freundin oder einen Freund oder deine Eltern. Oder stelle dir vor, wie sie sich in einer solchen Situation verhalten würden.

Wenn du dir genau überlegt hast, was du sagen kannst, ist es oft eine Hilfe, die Situation vor einem Spiegel oder mit jemand anderen einzuüben. In solchen Rollenspielen kannst du verschiedene Verhaltensweisen ausprobieren. Wenn du z. B. deinem Klassenkameraden sagen möchtest, dass er dir das Buch wiedergeben soll, dass du ihm ausgeliehen hast, kannst du vorher vor dem Spiegel üben, mit lauter und fester Stimme dein Anliegen vorzutragen. Achte darauf, dass du selbstbewusst und mit aufrechter Körperhaltung stehst und dem anderen in die Augen schaust. Überlege dir auch, wie der andere wohl reagieren wird und was du darauf wiederum entgegnen kannst. Wenn du magst, kannst du solche Rollenspiele auch mit einer Freundin oder einem Freund oder auch deinen Eltern ausprobieren. Dabei spielt der Rollenspielpartner den anderen und du probierst verschiedene Verhaltensweisen aus. Danach kann dir der Rollenspielpartner eine Rückmeldung geben und ihr könnt euch zusammen Tipps überlegen, wie du es noch besser machen kannst.

Solche Rollenspiele eignen sich auch sehr gut, um ein mündliches Referat vorzubereiten. Übe vor dem Spiegel mit fester und lauter Stimme zu sprechen. Versuche, das, was du sagen möchtest, mit eigenen Worten zu erzählen und nicht den Text vom Blatt abzulesen. Das wirkt lockerer und man kann dir so besser zuhören. Dabei macht es auch überhaupt nichts, wenn du dich mal versprichst.

3 **Stelle dich der Situation, die dir Angst macht, und vermeide sie nicht.** Jedes Mal, wenn du die Situation vermeidest, vor der du Angst hast, wird die Angst immer größer. Stelle dir einmal vor, du würdest dir Mutgedanken machen und dich der Situation stellen. Was würde mit der Angst passieren? Wie würde sie verlaufen? Zu Beginn wird sie sicherlich ansteigen und größer werden. Aber wenn du es dann erfolgreich geschafft hast und merkst, dass deine Angstgedanken gar nicht eingetreten sind, wärst du dann nicht stolz, es geschafft zu haben? Beim nächsten Mal wird die Angst sicher schon ein wenig schwächer sein und wenn du es ganz oft gemacht hast, wirst du merken, dass die Angst jetzt kaum noch da ist und du nur noch ein wenig aufgeregt bist. Aber das ist ganz normal.

Um deine Angst erfolgreich zu bekämpfen, musst du dich den Situationen stellen, die dir Angst machen! Psychotherapeuten nennen diese Technik gegen die Angst auch „Konfrontation“. Indem du dich deiner Angst stellst und du dich beispielsweise im Unterricht meldest, obwohl du Angst hast, dass die anderen lachen, gewöhnst du deinen Körper an die Situation und du wirst jedes Mal weniger Angst spüren. Und du wirst dann auch erfahren, dass die anderen eben gar nicht lachen oder es sind vielleicht nur einige wenige, die das tun. So kannst du Schritt für Schritt üben, Angstsituationen zu bewältigen. Im Kasten sind die wichtigsten Regeln zusammengefasst, wie du Schritt für Schritt üben kannst, schwierige soziale Situationen nicht zu vermeiden.

Merke: Wie du dich schwierigen sozialen Situationen stellen kannst (aus Büch & Döpfner, 2012)

1. Denke daran, dass du deine Angst aufrechterhältst, wenn du schwierige Situationen vermeidest und einen „Bogen drum herum“ machst! Um deine Angst zu bekämpfen, ist es wichtig, dass du dich trotz der Angst der Situation stellst und schwierige Situationen übst!
2. Suche dir eine Situation aus, die du üben willst. Überlege dir einen Zeitpunkt, wann du die Situation herstellen kannst.
3. Konfrontiere dich mit der Angstsituation, so als ob du mit dir selbst ein „Angst-Experiment“ machst. Deine Aufgabe besteht darin, die Angst zuzulassen, und alles andere, was in dir vorgeht, zu beobachten. Welche Veränderungen fallen dir dabei auf?
4. Am besten ist es, die Angst einfach zuzulassen – sie kommen zu lassen, damit sie von selbst wieder verschwinden kann. Genau das wird nämlich passieren, wenn du die befürchtete Situation gezielt aufsuchst, und die Angst einfach in Kauf nimmst. Es kann dir nichts dabei passieren, außer dass es bei den ersten Malen etwas unangenehm ist. Aber mit zunehmender Übung wird es immer leichter.
5. Egal, wie unangenehm es dir ist, führe die Übung zu Ende – solange, bis die Angst deutlich nachlässt. Du wirst es mit Sicherheit schaffen!

Als erstes überlegst du dir, welche Situation du üben könntest. Es sollte eine Situation sein, in der du häufig ängstlich bist. Die Situation sollte aber nicht zu schwierig sein. Überlege dir, wann ein guter Zeitpunkt wäre, es zu versuchen. Du kannst vorher deine Gedanken überprüfen und Angstgedanken in Mutgedanken umwandeln. Dann konfrontiere dich mit der Situation, die dir Angst macht! Versuche genau das zu tun, wovon die Angst dich ansonsten immer abhält. Versuche nicht gegen die Angst zu kämpfen, das macht sie nur stärker. Am besten ist es, die Angst einfach zuzulassen. Beobachte die Angst, als ob sie ein Begleiter wäre. Angst ist ein sehr unangenehmes Gefühl, aber es kann dir nichts Schlimmes passieren. Wenn die Angst sich ausgetobt hat, wird sie weniger werden und schließlich weggehen.

Du kannst dir gezielt jede Woche etwas vornehmen, was du üben möchtest, um gegen deine Angst zu kämpfen. Mögliche Übungssituationen können beispielsweise sein:

- Du meldest dich im Unterricht.
- Du rufst jemanden an.
- Du sprichst in der Pause mit den anderen und erzählst selbst etwas.
- In einem Geschäft etwas fragen.
- Auf der Straße nach dem Weg fragen oder nach der Uhrzeit.

4 **Bei Leistungsängsten: Bereite dich gut vor und lasse dich in Prüfungssituation nicht ablenken.** Wenn du vor einer Klassenarbeit oder Prüfung stehst, bereite dich gut vor. Viele ängstliche Kinder und Jugendliche schieben das Lernen aus der Angst heraus immer weiter auf. Dann bleibt am Ende zu wenig Zeit, zu lernen und die Angst wird noch stärker. Manche Kinder und Jugendliche bekommen dann einen richtigen Blackout und wissen gar nichts mehr, weil sie sich im Kopf ganz verrückt machen. Das

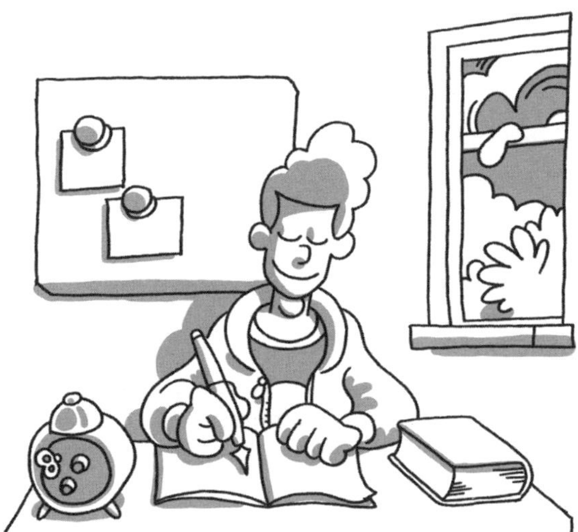

© Klaus Gehrmann

kannst du verhindern, indem du rechtzeitig anfängst zu lernen. Am besten, du schreibst dir die Termine für die Prüfungen und Arbeiten in einen Kalender. Dann überlegst du dir, wann du zu lernen anfangen möchtest. Plane genügend Zeit ein. Dann kannst du dir einen Lernplan erstellen. Informiere dich, was in der Prüfung oder Klassenarbeit drankommt. Du kannst den Stoff in verschiedene Portionen einteilen und jeden Tag etwas machen. Dabei gibt es auch einige Tipps, wie man am besten effektiv lernt. Wichtig ist ein aufgeräumter Arbeitsplatz. Das Bett sollte nicht zum Lernen genutzt werden, sondern nur zum Schlafen und Entspannen. Alle 30 bis 60 Minuten solltest du eine kurze Pause machen. Nach zwei Stunden ist eine längere Pause fällig. Vergiss nicht, zwischendurch etwas zu essen und das Zimmer durchzulüften, damit wieder frischer Sauerstoff hineinkommt.

Lerne effizient, indem du die Inhalte möglichst so wie in der Prüfung lernst. Lass dir beispielsweise von deinen Eltern realistische Probeaufgaben erstellen. Übe Vokabeln wie im Vokabeltest, indem du sie aufschreibst und nicht einfach, indem du eine Seite abdeckst und die Vokabeln laut vor dir hersagst. Dann lernst du nämlich nur, wie man die Vokabel ausspricht, machst aber im Test womöglich Rechtschreibfehler. Wiederhole das Gelernte am nächsten Tag, bevor du etwas Neues lernst. Viele Kinder und Jugendliche schauen sich die Inhalte im Heft nur an, anstatt sie wirklich zu lernen. Es reicht nicht, sich den Lösungsweg einer Matheaufgabe im Heft anzuschauen, erst wenn du versuchst, die Aufgabe noch einmal zu rechnen, wirst du merken, was du kannst und was du noch nicht kannst.

Wenn du ein Referat vorbereitest, kannst du die Punkte, die du sagen möchtest auf Karteikarten schreiben. Formuliere die Sätze nicht aus, sondern notiere dir nur Stichpunkte. Ansonsten liest du den Text im Referat ab und das klingt dann oft langweilig und unprofessionell. Übe laut vor einem Spiegel, aus den Stichwörtern einen freien Text zu sprechen. Dabei ist es nicht schlimm, wenn du dich mal verhaspelst. Auch beim Referat ist die Wiederholung wichtig. Umso öfter du übst, umso besser wird es werden. Im Kasten sind die wichtigsten Punkte noch einmal zusammengefasst.

Merke: So bereite ich mich optimal auf Prüfungen und Klassenarbeiten vor (aus Suhr-Dachs & Döpfner, 2015)

- Lege eine feste Zeit und einen festen Ort für deine Vorbereitung fest.
- Richte einen festen und ruhigen Arbeitsplatz ein mit allem, was du zum Lernen brauchst.
- Notiere dir die Termine für Klassenarbeiten, Tests und Referate sofort bei der Ankündigung.
- Informiere dich über den Lernstoff bei Lehrern und Klassenkameraden.
- Teile dir den Lernstoff in kleine, überschaubare Portionen auf.
- Beginne frühzeitig mit dem Lernen.
- Erstelle einen Lern-Wochenplan: Lerne nicht zu viel auf einmal, dafür öfter und regelmäßig.
- Wiederhole alten Stoff.
- Arbeite jeden Tag ruhig und konzentriert deine Lerneinheit durch.
- Lege erholsame Pausen ein.
- Belohne dich, wenn du dein Tagespensum geschafft hast.
- Lerne nicht bis zur letzten Minute. Gehe ruhig und ausgeruht in die Klassenarbeit oder in das Referat.
- Stelle dir vor, wie ruhig und entspannt du an die Klassenarbeit oder an das Referat gehen kannst, wenn du gut vorbereitet bist.
- Bleibe ruhig, wenn du etwas nicht gleich verstehst.
- Frage deine Eltern, deine Freunde oder deinen Lehrer.
- Stelle dir vor, wie du das Gelernte in der Klassenarbeit oder im Referat anwenden kannst.
- Lasse dich durch andere nicht verrückt machen.
- Bringe Angstgedanken sofort zum Verschwinden.
- Sage dir: „Ich werde es schaffen, denn ich bin gut vorbereitet."

Viele Kinder und Jugendliche, die Angst vor Klassenarbeiten und Prüfungen haben, können sich während der Arbeit nicht gut auf die Aufgabe konzentrieren. Ihnen gehen viele Angstgedanken durch den Kopf. Sie denken darüber nach, dass sie bestimmt wieder eine schlechte Note schreiben und dann die Klasse nicht schaffen. Diese Gedanken sind jedoch überhaupt nicht hilfreich. Sie lenken dich davon ab, die Aufgaben zu bearbeiten, sodass du am Ende weniger Zeit hast. Deswegen versuche, in der Arbeit die lästigen Angstgedanken bei Seite zu schieben. Wenn störende Gedanken kommen, dann lass sie einfach vorbeiziehen und konzentriere dich wieder auf die Aufgabe. Konzentriere dich auf dein Wissen und darauf, was du gelernt hast. Wenn du eine Aufgabe nicht gleich lösen kannst, lass dich nicht aus der Ruhe bringen. Rede dir in Gedanken Mut zu, dass du gut gelernt hast und mache die nächste Aufgabe. So wirst du es Schritt für Schritt schaffen. Im Kasten sind die wichtigsten Tipps für die Prüfungssituation zusammengefasst.

Merke: So schaffe ich die Prüfungssituation, ohne mich ablenken oder aus der Ruhe bringen zu lassen (aus Suhr-Dachs & Döpfner, 2015)

- Richte deine Gedanken nicht auf Fehler, Schwierigkeiten oder schlechte Noten in der Vergangenheit. Besser ist, sich darauf zu konzentrieren, dass du es dieses Mal besser machen kannst.
- Wenn die Angstgedanken kommen, dann lass sie einfach vorbeiziehen, rufe Gedanken auf, die dir Mut machen und konzentriere dich wieder auf deine Aufgaben.
- Sorge dich nicht darum, was die anderen von dir denken, wenn du schlecht abschneidest.
- Konzentriere dich auf dein Wissen und darauf, was du gelernt hast.
- Lenke deine volle Aufmerksamkeit auf die Aufgaben und ihre Lösung.
- Lies dir aufmerksam die Aufgaben durch und verschaffe dir einen Überblick.
- Lasse dich von schwierigen Aufgaben nicht aus der Ruhe bringen.

5

Lasse dich nicht aus der Ruhe bringen. Allen Angststörungen ist gemeinsam, dass verschiedene unangenehme körperliche Reaktionen auftreten können. Diese vergrößern die Angst. Wenn man immer intensiver Angst erlebt, steigt auch das Stresserleben. Eine gute Möglichkeit, mit Angst und Stress besser umzugehen, besteht darin, sich in einer Entspannungstechnik zu üben. Dazu probiert man aus, welches Entspannungsverfahren einem am besten gefällt und bei welcher Methode man sich nach der Übung körperlich am wohlsten fühlt. Das kann man aber nicht schon beim ersten Mal erkennen; eine Methode muss man wenigstens dreimal an verschiedenen Tagen anwenden.

Entspannungsmethoden sind keine Zaubertricks, sondern sie sind wie andere Methoden in der Angstbehandlung nach bestimmten Regeln aufgebaut und auf ihre Wirksamkeit überprüft. Für Kinder und Jugendliche gibt es eigene Techniken, die sich von denen der Erwachsenen etwas unterscheiden.

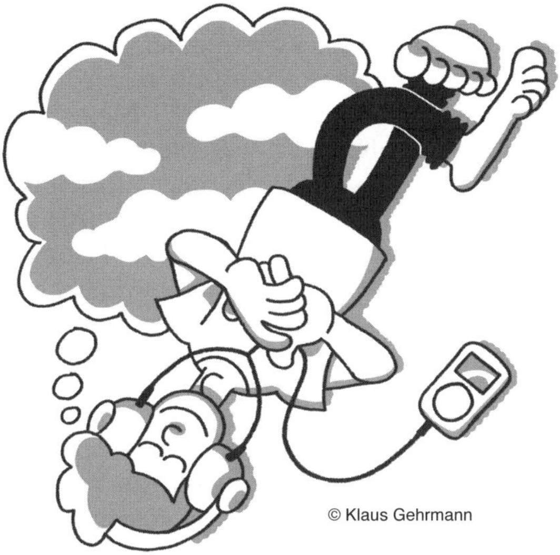

Entspannungsmethoden für Kinder und Jugendliche (Petermann, 2013, 2014)
• *Entspannungsgeschichten:* Fantasiereisen, wie zum Beispiel „Die Kapitän-Nemo-Geschichten"; sie sind für Kinder bis ungefähr elf oder zwölf Jahren geeignet. • *Körperbezogene Verfahren:* Übungen für einzelne Muskelgruppen, wie zum Beispiel „Die Progressive Muskelentspannung"; sie sprechen besonders Jugendliche ab etwa zwölf Jahren an.

Wenn ein Kind oder Jugendlicher, vielleicht mit Hilfe eines Therapeuten, seinen Entspannungszugang gefunden hat, ist es entscheidend, dass man die Übungen regelmäßig durchführt, am besten jeden Tag; zehn bis fünfzehn Minuten können schon ausreichen. Denn nur durch die regelmäßige Übung lernt der Körper, mit wenigen Signalen sich zuverlässig zu entspannen und locker zu werden. Solche Signale sind beispielsweise einzelne Worte oder Bilder aus einer Entspannungsgeschichte, die helfen können, ruhig zu werden und den Körper zu entspannen. Diese Signale nennt der Fachmann

Entspannungsinstruktionen. Zum Einüben einer Entspannungsmethode ist es hilfreich, ein paar Bedingungen zu beachten.

Schafft man es, sich unter günstigen Bedingungen zuverlässig zu entspannen, kann als nächstes mit der Übertragung in den Alltag begonnen werden. Dazu kannst du zu dir sagen: „Ich bin ganz ruhig!“, „Ich atme tief ein und aus!“, „Meine Schultermuskulatur ist locker!“. Wenn du die Kapitän-Nemo-Geschichten anwendest, stellst du dir bei stressigen oder angstauslösenden Gelegenheiten vor, dass du deinen schützenden Taucheranzug anhast und dir deshalb viele Dinge weniger Angst machen (Petermann, 2013). Wenn du die Progressive Muskelentspannung geübt hast, kannst du beispielsweise die Arm- oder die Schulterübungen unauffällig in deinem Alltag durchführen, beispielsweise während einer Klassenarbeit (Petermann, 2014).

Wichtig ist zu wissen, dass dir eine Entspannungstechnik hilft, Stress und Angst besser zu bewältigen; Entspannungsmethoden alleine sind aber nicht ausreichend, um sich seiner Angst zu stellen; die zuvor ausgeführten vier Punkte gehören zur Angstbewältigung unbedingt dazu. Eine erfolgreich eingeübte Entspannungsmethode kann aber die anderen Methoden gut unterstützen.

11.2 Was können Eltern tun?

Viele Kinder und Jugendliche mit sozialen Ängsten oder Leistungsängsten vermeiden die ängstigenden Situationen. Durch die Vermeidung wird die Angst jedoch immer stärker. Kinder oder Jugendliche können die Angst überwinden, indem sie lernen, sich der Angst zu stellen und dadurch die Erfahrung machen, dass die Befürchtungen weitgehend unbegründet sind. Diese therapeutische Technik wird von Experten „Konfrontation“ mit den angstauslösenden Situationen genannt. Dabei findet eine Gewöhnung an die Situation statt und die meist unrealistischen Befürchtungen können so überprüft werden. Durch die Vermeidung haben Kinder oder Jugendliche jedoch gelernt, der Angst erfolgreich aus dem Weg zu gehen. Wenn sie sich der Angst aber stellen, anstatt sie zu vermeiden, wird die Angst im ersten Augenblick zwar ansteigen. Wenn Kinder und Jugendliche die Situation dann aber erfolgreich bewältigen, werden sie merken, dass die Befürchtungen nicht eintreten und weitgehend unbegründet sind. Der Körper gewöhnt sich an die Situation und die Kinder/Jugendlichen erleben schon nach kurzer Zeit weniger Angst. Beim nächsten Mal ist die Situation dann vermutlich schon leichter. So können Kinder/Jugendliche Schritt für Schritt lernen, sich schwierigen Situationen zu stellen.

Sie können Ihr Kind oder Ihren Jugendlichen unterstützen, sich der Angst zu stellen. Folgende Regeln haben sich dabei als hilfreich erwiesen (nach Büch & Döpfner, 2012):

1 **Nehmen Sie Ihrem Kind das, wovor es Angst hat, nicht ab, sondern helfen Sie ihm, seine Ängste zu überwinden.** Wenn Sie Ihrem Kind das abnehmen, wovor es Angst hat, gerät es immer mehr in einen Teufelskreis der Angst, und die Angst wird immer größer. Es lernt dann nicht, wie man eine solche Situation bewältigen kann, und es wird zudem merken, dass es bequem ist, Angst zu haben, weil Eltern oder andere Bezugspersonen darauf reagieren und zu Hilfe kommen.

2 **Überlegen Sie, welche sozialen Situationen schwierig für Ihr Kind sind.** Besprechen Sie mit Ihrem Kind, wann und wo es üben kann, diese Situationen zu bewältigen (z. B. zu Hause ans Telefon

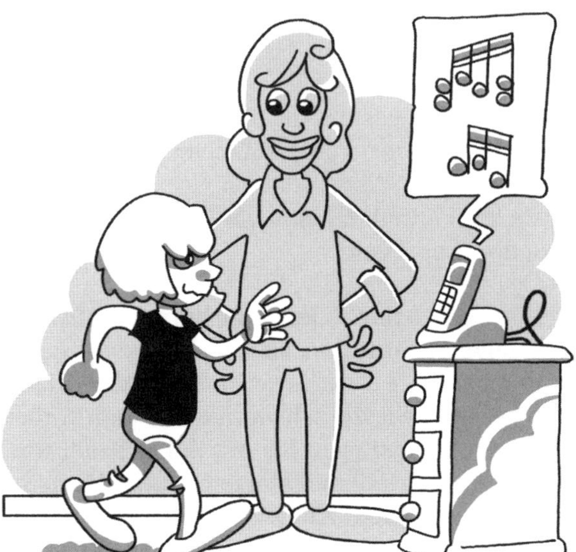

© Klaus Gehrmann

gehen, beim Einkaufen einen Preis erfragen, ein Kind aus der Klasse anrufen und sich verabreden etc.). Achten Sie darauf, nicht zu schwierige Situationen auszuwählen. Setzen Sie sich nicht zu hohe Ziele, sondern üben Sie die Situationen Schritt für Schritt.

3 **Überlegen Sie, in welchen Situationen Ihr Kind mehr Autonomie und Verantwortung gewinnen kann.** Dies bietet sich in kindgerechten Situationen an, in denen das Kind einen eigenen Vorteil hat, wenn es die Situation meistert, z. B.:

- Das Kind kauft sich das verdiente Eis oder Brötchen selbst.
- Das Kind ist sonntags für das Brötchen holen zuständig und darf dafür entscheiden, welche Sorten es gibt.
- Das Kind kauft ein Geschenk für die Geburtstagsfeier des Freundes selbstständig ein.
- Das Kind kauft sich selbst ein neues Schulheft, wenn das alte voll ist.
- Das Kind antwortet selbstständig, wenn es etwas (von einer nicht so gut bekannten Person) gefragt wird.

4 **Wenn Sie bemerken, dass Ihr Kind in einer Situation Angst hat, halten Sie sich anfangs zurück.** Beobachten Sie, ob Ihr Kind trotz der Angst die Situation alleine regeln kann. Viele Kinder brauchen erst einmal ein bisschen Zeit, trauen sich dann aber doch. Vielen Eltern fällt es aber schwer, mit anzusehen, wie Ihr Kind Angst hat. Es entsteht oft der dringliche Wunsch zu helfen und die Angst zu reduzieren. Dadurch nehmen Sie Ihrem Kind die Aufgabe jedoch ab. Angst ist zwar ein unangenehmes, aber kein gefährliches Gefühl. Es ist nicht schlimm, wenn Ihr Kind in einer Situation Angst zeigt.

5 **Helfen Sie Ihrem Kind, ein kompetentes Verhalten in der schwierigen Situation zu zeigen.** Wenn Sie merken, dass Ihr Kind nicht weiß, was es sagen kann oder wie es sich verhalten soll, sprechen Sie die schwierige Situation vorher genau mit dem Kind durch. Überlegen Sie mit Ihrem Kind, was passieren kann und wie Ihr Kind darauf reagieren kann. Üben Sie schwierige Situationen mit Ihrem Kind im Alltag ein (z. B. im Rollenspiel).

6 **Reden Sie Ihrem Kind die Angst nicht einfach aus, sondern helfen Sie ihm, Angst-Killergedanken zu entwickeln.** Wenn Sie bemerken, dass Ihr Kind in einer sozialen Situation ängstlich reagiert, vermeiden Sie Sätze wie „Das ist doch alles halb so schlimm!“, oder „Du brauchst keine Angst zu haben!“. Dem Kind die Angst auszureden, ist in einer solchen Situation nicht möglich. Machen Sie Ihrem Kind stattdessen deutlich, dass es wichtig ist, sich der Situation trotz der Angst zu stellen. Helfen Sie Ihrem Kind dabei, Angst-Killergedanken zu entwickeln. So nennen wir in der Therapie Gedanken, die das Kind dabei unterstützen, die Situation zu meistern. Das können Gedanken sein, wie „Ich schaffe das!“ oder „Wenn ich es trotz der Angst mache, geht sie weg!“.

7 **Vermeiden Sie beim Einüben lange Gespräche oder Diskussionen über die Angst.** Ermutigen Sie Ihr Kind stattdessen, sich möglichst schnell in die Situation zu begeben. Je länger es zögert, umso schwieriger wird es für Ihr Kind, da die Angst sich immer weiter aufbaut. Gehen Sie ein paar Schritte zurück und signalisieren Sie damit, dass es nun die Aufgabe des Kindes ist, die Situation alleine zu bewältigen und dass Sie überzeugt sind, dass Ihr Kind dies alleine schaffen kann.

8 **Wenn Sie merken, dass Ihr Kind die Situation vermeidet, ermutigen Sie Ihr Kind, die Situation zu meistern.** Machen Sie Ihrem Kind klar, dass die Angst durch die Vermeidung immer größer wird. Zeigen Sie Ihrem Kind, dass Sie überzeugt sind, dass es die Situation bewältigen kann. Helfen Sie Ihrem Kind, Angstgedanken in Angst-Killergedanken umzuwandeln, also Gedanken, die das Kind dabei unterstützen, die Situation zu meistern.

9 **Loben Sie Ihr Kind, wenn es eine Situation bewältigt hat.** Belohnen Sie Ihr Kind dafür, dass es die Situation aufgesucht hat und nicht dafür, dass es dabei keine Angst hatte. Wichtig ist die Konfrontation mit der Angst. Das Kind soll für den Mut belohnt werden, sich der Situation auszusetzen. Dafür braucht es nicht frei von Angst zu sein.

Vielen Eltern fällt es am schwersten, ihrem Kind oder Jugendlichen die ängstigende Situation nicht abzunehmen. Eltern sind oftmals unsicher, ob sie ihr Kind ermutigen sollen, die angstauslösende Situation selbst durchzustehen und zu meistern. Es fällt ihnen schwer, dem Kind mehr Selbstständigkeit zuzugestehen und Verantwortung zu übertragen. Eltern hilft es, diese Schwierigkeiten zu überwinden und die neuen Regeln anzuwenden, wenn ihnen an konkreten Beispielen der Zusammenhang zwischen ihrem Verhalten und dem Verhalten ihres Kindes verdeutlicht wird. Ein solches Beispiel zeigt die Abbildung 3 (nach Petermann & Petermann, 2015).

Wie entsteht Verhalten?

Ein ängstlich-vermeidendes Verhalten eines Kindes wird durch unabsichtlich belohnendes Elternverhalten bekräftigt und dadurch aufrechterhalten.

1. Ausgangssituation	2. Vermeidungsverhalten	3. Unabsichtlicher Belohnungseffekt
Ein Mädchen spielt nachmittags allein zu Hause. Sie wünscht sich, dass ihre Freundin zum Spielen zu ihr nach Hause kommt. Sie traut sich aber nicht, die Freundin anzurufen.	Sie geht zur Mutter und bittet darum, dass sie die Freundin anruft und fragt, ob sie zum Spielen kommt. „Du kannst sie doch auch anrufen", meint die Mutter. „Nein, mach' du das lieber", entgegnet die Tochter und schmiegt sich bettelnd an die Mutter.	„Na gut", gibt die Mutter nach. Sie unterbricht ihre Arbeit und ruft die Freundin an. Sie ist zu Hause und kommt gerne zum Spielen vorbei. Die Tochter freut sich sehr darüber und lacht ihre Mutter glücklich an.

Abbildung 3:
Beispiel eines Arbeitsblattes für Eltern
(gekürzt und modifiziert nach Petermann & Petermann, 2015).

Neben dem Verhalten von Eltern tragen auch deren eigene Gedanken und Sorgen zum Problem bei.

Vielen Eltern von Kindern und Jugendlichen mit sozialen Ängsten fällt es schwer, mitzuerleben, wie ihr Kind in sozialen Situationen Angst hat. Sie leiden regelrecht mit ihrem Kind und haben dann die Tendenz, dem Kind die Situation abzunehmen. Im nachfolgenden Kasten ist beschrieben, wie Sie Ihre Gedanken und Sorgen erkennen und verändern können:

Merke: Erkennen und verändern Sie Ihre typischen Gedanken und Sorgen

Beobachten Sie sich selbst in Situationen, in denen ihr Kind Angst erlebt. Was geht Ihnen selbst durch den Kopf? Überprüfen Sie Ihre Gedanken. Folgende Fragen können Ihnen dabei helfen (Büch & Döpfner, 2012):

- „Dem Kind schadet es, wenn es Angst erlebt. Das muss ich unbedingt verhindern."
- „Wenn mein Kind Angst hat und es ihm schlecht geht, bin ich daran schuld bzw. dafür verantwortlich, das zu ändern."
- „Ich kann mein Kind doch nicht zu etwas zwingen, was es nicht möchte."
- „Was denken die anderen, wenn ich meinem Kind nicht zu Hilfe komme. Die denken dann, ich bin eine schlechte Mutter."

Nachdem Sie Ihre eigenen typischen Sorgengedanken bei sich entdeckt haben, sollten Sie versuchen, diese zu verändern! Hierbei können Ihnen die nachfolgenden Fragen helfen (nach Petermann & Petermann, 2015):

- Was können Sie alternativ denken?
- Hilft Ihnen der Gedanke, Ihr Kind dabei zu unterstützen, die Angst selbstständig zu bewältigen?
- Was wäre so schlimm daran, wenn Sie dem Kind die Lösung der Situation nicht abnehmen? Was könnte schlimmstenfalls passieren?
- Was spricht dafür, dass Ihre Befürchtung tatsächlich eintreten wird? Gibt es auch Belege, die dagegen sprechen?

Wenn Ihr Kind Leistungsängste, beispielsweise vor Klassenarbeiten oder Prüfungen hat, können Sie es unterstützen, indem Sie Ihrem Kind beim Lernen helfen. Dabei ist es wichtig, dass Sie Ihre Aufmerksamkeit nicht nur auf das Thema Lernen richten. Machen Sie Ihr Kind auf seine Stärken aufmerksam. Gehen Sie mit gutem Beispiel voran, indem Sie Ruhe und Gelassenheit ausstrahlen. Lassen Sie sich nicht von der Aufregung Ihres Kindes anstecken. Sie können Ihrem Kind auch zeigen, wie man sich mit eigenen Gedanken Mut machen kann. Nachfolgend finden Sie die wichtigsten Hinweise, wie Sie Ihr Kind beim Lernen unterstützen können.

Merke: Wie Sie Ihrem Kind beim Lernen helfen (gekürzt nach Suhr-Dachs & Döpfner, 2015)

- Achten Sie darauf, dass Ihr Kind an einem festen, ungestörten Arbeitsplatz arbeitet. Nur dort wird gearbeitet, an diesem Platz werden keine anderen Dinge verrichtet. Achten Sie auf die Vollständigkeit des Arbeitsmaterials, geringe Geräuschbelastung und optimale Beleuchtung.
- Überlassen Sie Ihrem Kind, wann und wie es am besten lernen kann.
- Achten Sie darauf, dass Ihr Kind immer innerhalb einer festgelegten Zeitspanne lernt, die so gelegt wird, dass sie dem persönlichen Zeitrhythmus des Kindes entspricht.
- Besorgen Sie Ihrem Kind einen „Terminplaner" (z. B. Notizbuch), in dem besondere Termine oder Hausaufgaben notiert werden.
- Ermutigen Sie Ihr Kind zum Austausch mit Gleichaltrigen oder zum Nachfragen bei Lehrkräften, wenn es etwas nicht verstanden hat.
- Bieten Sie Anreize und loben Sie Ihr Kind für selbstkontrolliertes Lernen, Ausdauer und Arbeitseinsatz.
- Ziehen Sie bei größeren Leistungsproblemen eine Nachhilfe durch Außenstehende in Erwägung.
- Bieten Sie Ihre Unterstützung und Hilfe an. Versuchen Sie jedoch nicht, sich gegen den Willen Ihres Kindes einzumischen, zu belehren oder bevormundende Ratschläge zu erteilen.
- Vermeiden Sie abschätzige Bemerkungen und Kommentare bei Fehlern.
- Vereinbaren Sie mit Ihrem Kind, Art und Umfang Ihrer Hilfe (z. B. Vokabeln abhören).
- Heben Sie nicht dauernd Fehler oder Defizite hervor, sondern betonen Sie (auch schon kleinere) Erfolge.

11.3 Was können Lehrkräfte und Erzieher tun?

Erzieherinnen bzw. Erzieher sowie Lehrkräfte erleben die ihnen anvertrauten Kinder und Jugendlichen ständig in sozialen und auch in Leistungssituationen und können daher entsprechende Ängste relativ gut erkennen und auch in den entsprechenden Situationen gezielte Hilfestellungen leisten, damit die Kinder und Jugendlichen ihre Ängste überwinden können. Vor allem im Sekundarbereich fällt es Lehrkräften mitunter jedoch schwer, die soziale Einbindung von Schülerinnen und Schülern gut zu beurteilen, weil die sozialen Kontakte eher in den Pausen gepflegt werden. Wenn Ihnen eine

Schülerin oder ein Schüler im Unterricht als sozialängstlich auffällt, dann sollten sie die Schülerin bzw. den Schüler möglichst auch außerhalb des Unterrichtes, beispielsweise in der Pause, beobachten.

Eine besondere Herausforderung für Pädagogen und Pädagoginnen stellen Mobbing-Situationen dar, in die sozialängstliche und leistungsängstliche Schülerinnen und Schüler gehäuft geraten und die ihrerseits natürlich soziale Ängste weiter schüren. Wenn es Hinweise auf Mobbing gibt, dann sollten Sie dies mit den Betreffenden sehr aktiv ansprechen und Lösungsmöglichkeiten erarbeiten. Sie können zudem das Thema Mobbing und soziale Unterstützung zum allgemeinen Unterrichtsthema machen und die Schülerinnen und Schüler dafür sensibilisieren ohne notwendigerweise das betroffene Kind vor der Klasse bloßzustellen.

Um das sozial- oder leistungsängstliche Kind bzw. den Jugendlichen bei der Bewältigung seiner Ängste zu unterstützen, beachten Sie die Regeln, die in diesem Ratgeber für ältere Kinder und Jugendlichen und für die Eltern formuliert wurden.

Als Pädagogin bzw. Pädagoge können Sie mit dem ängstlichen Kind und Jugendlichen Schritt für Schritt üben, sich seiner Angst zu stellen und sie zu bewältigen. Hat ein Schüler bzw. eine Schülerin zum Beispiel Angst vor der Klasse etwas zu erzählen, ermutigen Sie das Kind, es immer wieder zu versuchen. Zeigen Sie der Schülerin bzw. dem Schüler, dass Sie überzeugt davon sind, dass es das schaffen kann.

Wenn Sie bemerken, dass Kinder oder Jugendliche in einer sozialen Situation Angstsymptome zeigen, vermeiden Sie Sätze wie „Das ist doch alles halb so schlimm!“, oder „Du brauchst keine Angst zu haben!“. Kindern oder Jugendlichen die Angst auszureden, ist in einer solchen Situation nicht möglich. Machen Sie stattdessen deutlich, dass es wichtig ist, sich der Situation trotz der Angst zu stellen.

Sie können Kinder und Jugendliche bei der Angstbewältigung unterstützen, indem Sie zunächst leichter zu bewältigende soziale oder Leistungssituationen herstellen und danach den Schwierigkeitsgrad der Situationen schrittweise anheben. Sie können mit den Kindern oder Jugendlichen besprechen, wie sie die Situation bewältigen können. Wenn Sie merken, dass das Kind nicht weiß, was es sagen kann oder wie es sich verhalten soll, geben Sie dem Kind Tipps. Überlegen Sie mit dem Kind, wie es die Situation bewältigen kann, ohne sie zu vermeiden. Sie können mit dem Kind auch Verstärker vereinbaren, die es bekommt, wenn es sich traut, z. B. könnte es einen Stempel für jede mündliche Mitarbeit bekommen und diese am Ende der Woche für etwas eintauschen.

Auch ist es hilfreich, mit dem Kind klare Ziele zu vereinbaren. So könnten Sie beispielsweise mit dem Kind zusammen besprechen, dass es jede Unterrichtsstunde einmal versuchen sollte, sich zu melden. Dann können Sie mit dem Kind gemeinsam jeden Tag überprüfen, inwieweit das Kind heute sein Ziel erreicht hat.

Für leistungsängstliche Schüler ist ein gutes Klassenklima, in dem andere nicht wegen falscher Antworten ausgelacht werden, sehr wichtig. Wenn in der Klasse Schüler wegen schlechter Leistungen oder falscher Antworten belächelt oder ausgegrenzt werden, so sollte das Thema in der Klasse besprochen werden und es sollten pädagogische Maßnahmen zur Verbesserung des Klassenklimas und des Zusammenhalts durchgeführt werden.

Obwohl leistungsängstliche Schüler den gleichen Bewertungsmaßstäben wie ihre Mitschüler unterliegen, sollten sie auf mündliche oder schriftliche Leistungssituationen besonders gut vorbereitet und begleitet werden. So ist es sinnvoll, Arbeiten und Prüfungen rechtzeitig anzukündigen. Auch kann dem ängstlichen Schüler mehr Sicherheit gegeben werden, wenn die Lerninhalte klar benannt werden. Das Lernverhalten des Schülers kann die Lehrkraft unterstützen, indem es den Schüler ermutigt, rechtzeitig anzufangen und ihm Tipps zum richtigen Lernen gibt. Bei mündlichen Leistungen im Unterricht kann die Lehrkraft den Schüler auch für kleine Erfolge loben und ihn ermutigen, sich häufiger zu beteiligen. Bei mündlichen Prüfungen oder Referaten ist auch eine schrittweise Konfrontation möglich. So kann der Lehrer beispielsweise mit dem Schüler vereinbaren, dass er das Referat erst einmal nur vor wenigen anderen Schülern vorträgt und dann erst vor der ganzen Klasse.

11.4 Wann kann eine Psychotherapie helfen?

Treten die Probleme Ihres Kindes sehr stark oder schon sehr lange auf und haben Sie schon viele ergebnislose Versuche unternommen, das „Problem in den Griff“ zu bekommen, dann ist es ratsam, professionelle Hilfe in Anspruch zu nehmen. Ob Sie die Hilfe eines Psychotherapeuten benötigen, können Sie anhand der folgenden fünf Kriterien beurteilen:

Ist die Unterstützung eines Psychotherapeuten notwendig?

1. Die Ängste Ihres Kindes sind stark ausgeprägt und beeinträchtigen seine Fähigkeit, Kontakte zu Gleichaltrigen oder zu anderen Personen zu knüpfen erheblich oder die Leistungsängste beeinträchtigen die schulische Leistungsfähigkeit des Kindes.
2. Ihr Kind leidet erheblich unter seinen Ängsten.
3. Die Probleme Ihres Kindes bestehen schon über viele Monate.
4. Die Probleme Ihres Kindes treten in verschiedenen Bereichen auf (z. B. zu Hause, in der Schule, mit Freunden in der Freizeit). Ihr Kind hat dadurch erhebliche Schwierigkeiten im Kindergarten oder in der Schule.
5. In der Familie gibt es noch andere massive Probleme (z. B. Partnerprobleme, eine psychische Störung eines anderen Familienmitgliedes, wie Alkoholprobleme des Vaters oder eine Depression der Mutter).

Treffen mehrere der Kriterien zu, ist in der Regel eine professionelle Hilfe erforderlich. Ein psychotherapeutisches Angebot erfolgt durch Kinder- und Jugendlichenpsychotherapeuten, Klinische Kinderpsychologen oder psychotherapeutisch ausgebildete Ärzte (z. B. Kinder- und Jugendpsychiater). Im Bereich der Kinder- und Jugendlichenpsychotherapie zahlt die Krankenkasse zwei verschiedene Arten von Psychotherapie: die tiefenpsychologisch fundierte Psychotherapie und die Verhaltenstherapie. Bei der Behandlung von Angststörungen hat sich die Verhaltenstherapie besonders bewährt.

Prinzipiell kann man ein psychotherapeutisches Angebot für Kinder und Jugendliche auf drei Wegen erlangen:

(a) Staatliche Stellen oder freie Träger (z. B. Caritas oder Diakonie) bieten kostenfreie Angebote in Beratungsstellen (Erziehungsberatungsstellen) an.
(b) Niedergelassene Kinder- und Jugendlichenpsychotherapeuten sowie psychologische oder ärztliche Psychotherapeuten mit Zulassung für Kinder und Jugendliche können gemeinsam mit Ihnen einen Antrag auf Bewilligung einer Psychotherapie bei Ihrer Krankenkasse stellen, die von der Krankenkasse bewilligt werden muss.
(c) Kinder- und Jugendpsychiater können meist ohne gesonderte Bewilligung durch die Krankenkassen therapeutisch tätig werden.

Bevor eine Psychotherapie durchgeführt werden kann, wird der Therapeut mit Ihnen die Problemlage und die Ziele detailliert besprechen. Ihr Kind wird zu Beginn der Therapie psychodiagnostisch untersucht. Die Problemlösung, die mit Ihnen und Ihrem Kind schrittweise erarbeitet wird, kann in wöchentlich stattfindenden Sitzungen mit Ihrem Kind umgesetzt werden. Im Regelfall ist Ihre aktive Mitarbeit für den Erfolg einer Kinder- und Jugendlichenpsychotherapie von großer Bedeutung. In manchen Fällen – vor allem bei Vorschulkindern – wird der Therapeut mit Ihnen intensiver arbeiten als mit Ihrem Kind. Der Therapeut wird versuchen, die allgemeinen Prinzipien, die in diesem Ratgeber aufgeführt sind, mit Ihnen und Ihrem Kind gemeinsam auf Ihre Situation anzuwenden.

11.5 Gibt es noch weitere Hilfen?

Einige *Beratungsstellen* bieten auch spezielle Angebote für Kinder mit Lernschwierigkeiten an, die auch für leistungsängstliche Kinder und Jugendliche hilfreich sein können.

Wenn die Ängste sehr stark sind und sich immer mehr zuspitzen, sodass beispielsweise ein Schulbesuch nicht mehr möglich ist, kann auch eine *stationäre Therapie in einer kinder- und jugendpsychiatrischen Klinik* nötig werden oder eine begleitende medikamentöse Therapie sinnvoll sein. In manchen Fällen kann es auch sinnvoll sein, auf Angebote der *Kinder- und Jugendhilfe* zurückzugreifen. Die „Jugendhilfe“ bietet eine Reihe von Angeboten, die von der Erziehungsberatung, der Tageseinrichtung („Tagesgruppe“ einschließlich Hausaufgabenbetreuung), der sozialpädagogischen Familienhilfe bis zur Heimerziehung reichen. Über die konkreten Möglichkeiten können Sie sich bei Erziehungsberatungsstellen, beim Arzt oder Kinder- und Jugendlichenpsychotherapeuten und auch beim Jugendamt direkt informieren.

Anhang

Kinderbücher und Ratgeber zum Thema Ängste

Es gibt einige schöne Bilderbücher, die für verschiedene Altersgruppen Informationen über Angst geben und Möglichkeiten der Angstbewältigung thematisieren, z. B. „Kirsten Boie erzählt vom Angsthaben“ von Kirsten Boie (2001 im Oetinger Verlag erschienen) oder „Ich will mutig sein: Vorlesegeschichten vom Angsthaben und Sich-Trauen“ von Elisabeth Zöller, Brigitte Kolloch und Eva Czerwenka (2005 im Ellermann Verlag erschienen). Für Kinder bis acht Jahre eignet sich auch das Buch „Kleine Helden – großer Mut: Geschichten, die stark machen“ von Angelika Bartram, Jan-Uwe Rogge und Anette Swoboda (2006 im rororo Verlag erschienen).

Das mehrfach prämierte Kinderbuch, unter anderem mit dem Deutschen Jugendliteraturpreis ausgezeichnet, mit dem Titel „Selina, Pumpernickel und die Katze Flora“, wurde von Susi Bohdal für Vorschulkinder verfasst und ist anspruchsvoll grafisch gestaltet (2014 neu aufgelegt im Carl Auer Verlag).

Silvia Schneider und Susanne Borer haben eine Broschüre mit dem Titel „Nur keine Panik! Was Kids über Angst wissen sollten“ geschrieben, die sehr schön und altersgerecht die Elemente von Angst vermittelt (2007 im Karger Verlag erschienen).

Für Eltern liegen ebenfalls Ratgeber vor. Neben diesem Ratgeber gibt es beispielsweise noch den Ratgeber „Mutig werden mit Til Tiger: Ein Ratgeber für Eltern, Erzieher und Lehrer von schüchternen Kindern“ von Sabine Ahrens-Eipper und Katrin Nelius (2009 im Hogrefe Verlag erschienen) oder den Ratgeber „Selbsthilfe bei Angst im Kindes- und Jugendalter. Ein Ratgeber für Kinder, Jugendliche, Eltern und Erzieher“ von Sigrun Schmidt-Traub (2015 im Hogrefe Verlag erschienen).

Entspannungsgeschichten finden sich im Buch „Die Kapitän-Nemo-Geschichten. Geschichten gegen Angst und Stress“, von Ulrike Petermann (2013 im Herder Verlag erschienen). Die selben Geschichten können auch auf einer Doppel-CD angehört werden. Die CD ist im Buchhandel erhältlich oder direkt bei der Verlagsgruppe Beleke (www.beleke.de).

Zitierte Literatur

Ahrens-Eipper, S. & Nelius, K. (2009). *Mutig werden mit Til Tiger; Ein Ratgeber für Eltern, Erzieher und Lehrer von schüchternen Kindern.* Göttingen: Hogrefe.

Bartram, A., Rogge, J. U. & Swoboda, A. (2006). *Kleine Helden – großer Mut: Geschichten, die stark machen.* Reinbek: Rohwolt.

Bohdahl, S. (2014). *Selina, Pumpernickel und die Katze Flora.* Heidelberg: Carl Auer Verlag.

Boie, K. (2001). *Kirsten Boie erzählt vom Angsthaben.* Hamburg: Oetinger.

Büch, H. & Döpfner, M. (2012). *Soziale Ängste. Therapieprogramm für Kinder und Jugendliche mit Angst- und Zwangsstörungen (THAZ), Band 2.* Göttingen: Hogrefe.

Büch, H., Döpfner, M. & Petermann, U. (2015). *Soziale Ängste und Leistungsängste.* Göttingen: Hogrefe.

Döpfner, M., Görtz-Dorten, A. & Lehmkuhl, G. (2008). *Diagnostik-System für Psychische Störungen im Kindes- und Jugendalter nach ICD-10 und DSM-IV (DISYPS-II)* (2., korrigierte und ergänzte Auflage). Bern: Huber.

Petermann, U. (2013). *Die Kapitän-Nemo-Geschichten. Geschichten gegen Angst und Stress* (18. Aufl.). Freiburg: Herder.

Petermann, U. (2014). *Entspannungstechniken für Kinder und Jugendliche. Ein Praxisbuch* (8., akt. Aufl.). Weinheim: Beltz.

Petermann, U. & Petermann, F. (2015). *Training mit sozial unsicheren Kindern* (11., vollst. überarb. Aufl.). Weinheim: Beltz.

Schmidt-Traub, S. (2015). *Selbsthilfe bei Angst im Kindes- und Jugendalter: Ein Ratgeber für Kinder, Jugendliche, Eltern und Erzieher* (3. Aufl.). Göttingen: Hogrefe.

Schneider, S. & Borer, S. (2007). *Nur keine Panik! Was Kids über Angst wissen sollten.* Basel: Karger.

Suhr-Dachs, L. & Döpfner, M. (2015). *Leistungsängste. Therapieprogramm für Kinder und Jugendliche mit Angst- und Zwangsstörungen (THAZ), Band 1.* (2. Aufl.). Göttingen: Hogrefe.

Zöller, E., Kolloch, B. & Czerwenka, E. (2005). *Ich will mutig sein! Vorlesegeschichten vom Angsthaben und Sich-Trauen.* Hamburg: Ellermann.

Checkliste für soziale Ängste und Leistungsängste (nach Döpfner, Görtz-Dorten & Lehmkuhl, 2008)				
Kreuzen Sie bitte für jede Beschreibung die Zahl an, die angibt, wie zutreffend die Beschreibung für Ihr Kind ist.	Wie **zutreffend** ist die Beschreibung?			
	gar nicht	ein wenig	weitgehend	besonders
Das Kind bzw. der/die Jugendliche hat eine ausgeprägte und anhaltende Angst, in Leistungssituationen zu versagen (z. B. in der Schule, bei Klassenarbeiten, wenn es bzw. er/sie in der Klasse aufgerufen wird).	0	1	2	3
Das Kind bzw. der/die Jugendliche hat eine anhaltende und ausgeprägte Angst, wenn es bzw. er/sie mit fremden oder wenig vertrauten Gleichaltrigen zusammen ist oder versucht, diese Situationen zu vermeiden.	0	1	2	3
Das Kind bzw. der/die Jugendliche hat eine anhaltende und ausgeprägte Angst, wenn es bzw. er/sie mit fremden oder wenig vertrauten Erwachsenen zusammen ist oder versucht, diese Situationen zu vermeiden.	0	1	2	3
Das Kind bzw. der/die Jugendliche wirkt fremden Gleichaltrigen oder Erwachsenen gegenüber befangen oder verlegen.	0	1	2	3
Das Kind bzw. der/die Jugendliche macht sich übertriebene Sorgen darüber, ob sein/ihr Verhalten Fremden gegenüber angemessen ist.	0	1	2	3
Das Kind bzw. der/die Jugendliche hat wenig Kontakt zu Gleichaltrigen.	0	1	2	3
Das Kind bzw. der/die Jugendliche leidet stark in neuen oder in unvermeidbaren sozialen Situationen, weint dann oder ist unglücklich oder spricht nicht oder zieht sich zurück.	0	1	2	3

Buchtipps

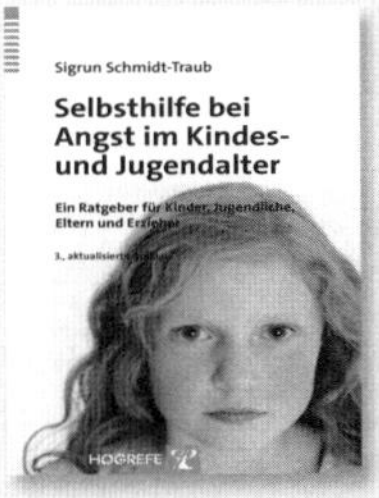

Sigrun Schmidt-Traub

Selbsthilfe bei Angst im Kindes- und Jugendalter

Ein Ratgeber für Kinder, Jugendliche Eltern und Erzieher

3., akt. Auflage 2015,
170 Seiten, Kleinformat,
€ 17,95 / CHF 25,90
ISBN 978-3-8017-2643-0
Auch als E-Book erhältlich

Der erfolgreiche Ratgeber liefert verständliche Informationen zur Entstehung und Behandlung von Angststörungen bei Kindern und Jugendlichen und zeigt Möglichkeiten der Selbsthilfe auf.

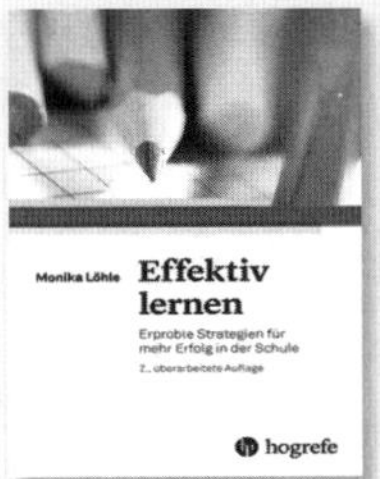

Monika Löhle

Effektiv lernen

Erprobte Strategien für mehr Erfolg in der Schule

2., überarb. Auflage 2015,
ca. 180 Seiten, Kleinformat,
ca. € 19,95 / CHF 26,90
ISBN 978-3-8017-2730-7
Auch als E-Book erhältlich

Schülerinnen und Schüler finden in diesem Ratgeber jede Menge anschauliche Tipps für erfolgreiches und effizientes Lernen. Die erprobten Strategien zeigen Wege für mehr Erfolg in der Schule auf.

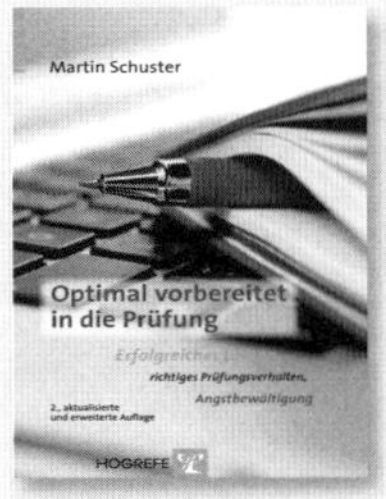

Martin Schuster

Optimal vorbereitet in die Prüfung

Erfolgreiches Lernen, richtiges Prüfungsverhalten, Angstbewältigung

2., akt. u. erw. Auflage 2014,
148 Seiten, Kleinformat,
€ 16,95 / CHF 24,50
ISBN 978-3-8017-2612-6
Auch als E-Book erhältlich

Der Ratgeber informiert über effektive Lerntechniken, gibt Tipps zum richtigen Prüfungsverhalten und liefert Hinweise zum Umgang mit Prüfungsängsten.

Hogrefe Verlag GmbH & Co KG
Merkelstraße 3
37085 Göttingen, Deutschland
Tel. +49 551 9 99 50-0 / Fax -111
E-Mail verlag@hogrefe.com
www.hogrefe.com

hogrefe